中医药类课程思政教学案例丛书

中医基础理论

主编　崔姗姗　高小玲

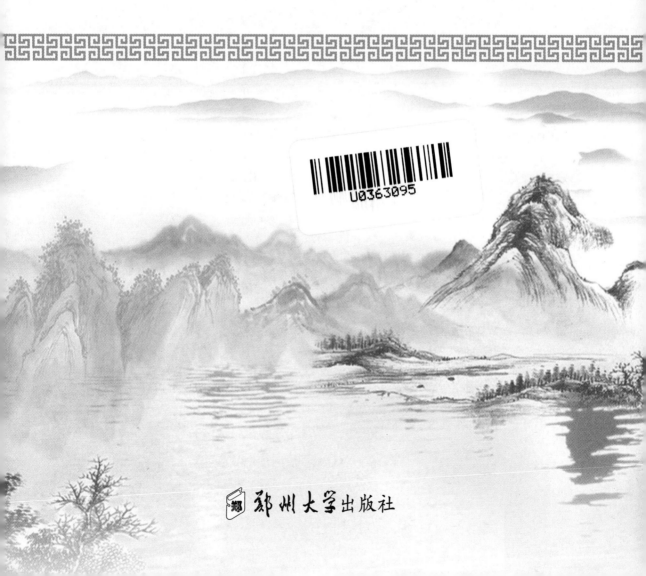

U0363095

郑州大学出版社

图书在版编目(CIP)数据

中医基础理论 / 崔姗姗，高小玲主编. -- 郑州：郑州大学出版社，2024.10. --（中医药类课程思政教学案例丛书）. -- ISBN 978-7-5773-0624-7

Ⅰ. R22

中国国家版本馆 CIP 数据核字第 2024PR7226 号

中医基础理论
ZHONGYI JICHU LILUN

项目负责人	孙保营　杨雪冰	封面设计	苏永生
策 划 编 辑	陈文静	版式设计	苏永生
责 任 编 辑	陈 思　苏靖雯	责任监制	李瑞卿
责 任 校 对	赵佳雪　丁晓雯		

出版发行	郑州大学出版社	地　　址	郑州市大学路 40 号(450052)
出 版 人	卢纪富	网　　址	http://www.zzup.cn
经　　销	全国新华书店	发行电话	0371-66966070
印　　刷	辉县市伟业印务有限公司		
开　　本	787 mm×1 092 mm　1 / 16		
印　　张	10.5	字　　数	245 千字
版　　次	2024 年 10 月第 1 版	印　　次	2024 年 10 月第 1 次印刷
书　　号	ISBN 978-7-5773-0624-7	定　　价	35.00 元

主编简介

崔姗姗，现任河南中医药大学中医基础理论教研室主任，教授，硕士研究生导师。中原教学名师，河南省高等学校教学名师，"出彩河南人"2021最美教师，河南省一流人才，河南省政府特殊津贴专家，河南省优秀教师，河南省教科文卫体系统"师带徒"标兵，河南中医药大学首届仲景教学名师。任世界中联教育指导委员会理事，教育部高等学校中医学类专业教学指导委员会资深专家，香港浸会大学中医药学院中医学课程咨询委员会委员，中华中医药学会中医基础理论分会委员会委员，世界中联仲景学术传承与创新专业委员会理事。国家级一流本科课程中医基础理论课程负责人。

从事中医教学、医疗及科研工作近40年，主讲本科生、研究生中医基础理论、内经选读、中医基础理论研究等课程。追求卓越教学，注重理论与实践相结合。获河南省高等教育教学成果奖一等奖2项，河南省教育科学研究优秀成果奖、河南省教育信息化研究成果奖等18项，主持1项国家级、6项省级教学质量工程，获省级科研奖励3项，发表教研科研论文70多篇，出版教材及学术专著20多部。

编审委员会

作者名单

主　　编　崔姗姗　高小玲

副 主 编　马锦地　包海燕　侯凌波

编　　委　（以姓氏笔画为序）
　　　　　马锦地（河南中医药大学）
　　　　　包海燕（河南中医药大学）
　　　　　刘紫阳（河南中医药大学）
　　　　　李艳坤（河南中医药大学）
　　　　　张蓝熙（河南中医药大学）
　　　　　尚艺婉（河南中医药大学）
　　　　　侯凌波（河南中医药大学）
　　　　　高小玲（河南中医药大学）
　　　　　崔姗姗（河南中医药大学）

总 序

　　党的十八大以来,习近平总书记先后主持召开全国高校思想政治工作会议、全国教育大会、学校思想政治理论课教师座谈会等重要会议,作出一系列重要指示,强调要加强高校思想政治教育。2020年5月,教育部印发了《高等学校课程思政建设指导纲要》,指出"深入挖掘课程思政元素,有机融入课程教学,达到润物无声的育人效果"。"必须抓好课程思政建设,解决好专业教育和思政教育'两张皮'问题。"由此开启了高校课程思政教学改革的新局面。为全面推进课程思政建设,制定了《河南中医药大学全面推进课程思政建设工作方案》,并推出了多项课程思政教学改革举措,教师开展课程思政建设的意识和能力得到提升,但仍存在专业教育与思政教育融入难的问题,为此,河南中医药大学组织编写了本套"中医药类课程思政教学案例丛书(第一批)",以期符合提高人才培养质量的需要。

　　本套案例丛书由《中医基础理论》《中医诊断学》《内经选读》《温病学》《中药炮制学》《药用植物学》《中药鉴定学》《中医外科学》《中医儿科学》《中医内科学》《中医骨伤科学》《各家针灸学说》12门中医药课程组成,每门课程按照导论、课程思政教学案例及附录等板块编写。其中导论由课程简介、思政元素解读、课程思政矩阵图等内容组成;课程思政教学案例由教学目标、相关知识板块的思政元素分析、教学案例等内容组成;附录由课程思政教学改革经验做法、相关研究成果等内容组成。"中医药类课程思政教学案例丛书(第一批)"教材建设,坚持目标导向、问题导向、效果导向,立足于解决培养什么人、怎样培养人、为谁培养人这一根本问题,构建全员全程全方位育人大格局,既形成"惊涛拍岸"的声势,也产生"润物无声"的效果,本套案例丛书反映了河南中医药大学对课程思政教学改革的认识、实践与思考,并力争突出以下特色:

　　1. 坚持立德树人,提高培养质量

　　以习近平新时代中国特色社会主义思想为指导,落实立德树人根本任务,思想政治教育贯穿本套案例丛书,以实现知识传授、能力培养与价值引领的有机统一,着力培养具有理想信念、责任担当、创新精神、扎实学识、实践能力且身心健康的高素质人才。

2. 锐意改革创新,紧贴课堂需要

相较于案例和思政反映点模式,本套案例丛书从全局视角深入挖掘中医药专业知识蕴含的思政元素,并构建课程思政矩阵图,通过一级维度和二级指标充分结合,梳理专业知识、思政元素和教学案例之间的逻辑关系,增强课堂教学育人效果,逐步解决课程思政过程中存在"表面化""硬融入""两张皮"现象。

3. 强化精品意识,建设标杆教材

由学校主管领导、权威专家等组成中医药类课程思政教学案例丛书编审委员会,要求全体编委会成员提高政治站位,深刻理解开展课程思政的重大意义,从"为党育人、为国育才"的高度实施课程思政,强化责任担当,编写标杆教材。为保证编写质量,学校吸纳校内外教学经验丰富、理论扎实、治学严谨、作风优良的一线专业课教师与思政课教师组成编写委员会。

本套案例丛书是河南中医药大学课程思政工作体系的重要组成部分,希望通过分享经验和做法能为大家提供借鉴,努力开创课程思政育人新局面。课程思政不仅是教师职责所在,更关系到国家的长治久安,任重而道远,编审委员会期待与全体教师并肩前行,为培养合格的中医药人才尽一份力。

在此感谢一线教师在课堂教学过程中对"课程思政"的探索与创新,感谢学校领导、编委会成员、出版社在书稿编写过程中给予的大力支持与配合。由于创新较难、经验不足、可借鉴的研究成果不多等原因,本套教材难免有不足之处,还需要在教学实践中不断总结与提高,敬请同行专家提出宝贵经验,以便再版时修订提高。

编审委员会
2024 年 10 月

前　言

《高等学校课程思政建设指导纲要》明确指出：培养什么人、怎样培养人、为谁培养人是教育的根本问题，立德树人成效是检验高校一切工作的根本标准。按照国家的要求与部署，培养具有担当起民族复兴大任、具有传承与创新中医药信仰和能力的时代新人，是本课程与教学要解决的首要问题。

中医基础理论课程是学生入学后学习中医的第一门专业基础课，对学生以后能否学好中医、成为具有仁心仁术的优秀中医人才起着重要的示范引导作用，也是落实"立德树人""为党育人、为国育才"的基础环节。中医基础理论课程思政建设是中医药院校育人工作的关键一环。为此，河南中医药大学中医基础理论教研室的一线教师在总结教学方法、挖掘思政元素、整理思政案例、开展教学改革的基础上，共同编写了《中医基础理论》，以推进立德树人工作在中医教育中的建设与发展。

本书分为导论、各章的课程思政教学案例和附录三部分。导论包括课程概要、思政元素解读、课程思政矩阵图三方面内容。各章的课程思政教学案例是本教材的核心内容，从第一章到第九章共有 50 个思政案例，每个案例中明确知识目标、能力目标和思政目标，既有专业知识与思政元素的融合与分析，又有教学实施路径及总结反思，可操作性强；解读案例所蕴含的知识元素和思政元素；以一线教师的实际教学经验展示案例的应用。附录主要介绍课程思政相关研究成果，包括课程建设、论文发表和学生学习后的感悟等。本书有利于提升中医学专业教师的育人水平，助力培养德、智、体、美、劳全面发展的中医药学专业人才。

本书秉承"课程承载思政"和"思政寓于课程"的理念，把"立德树人"贯穿在各章节的思政案例中，体现课程思政建设新要求。所选择案例的突出特点是案例所蕴含的中医基础理论知识点与思政点相契合，能够润物无声地发挥中医药文化的育人优势，促进中医药人文教育与专业教育有机融合。《中医基础理论》课程思政案例从政治认同、家国情怀、科学精神、文化自信、理论自信、法治意识、人文关怀、唯物主义、职业道德九个维度，指导学生树立正确的世界观、人生观、价值观，帮助学生立大志、成大才、担大任，坚定信心信念，努力成为堪当民族复兴重任的中医药人才。

本书为国家级一流本科课程建设项目(2020110446)、中原教学名师、河南省高等学校教学名师工作室建设项目、河南省本科高校课程思政研究项目(教高〔2022〕400号)、河南省研究生课程思政示范课程项目(教研〔2022〕398号)(YJS2023SZ17)的阶段性建设与研究成果,在后续持续的教学实践与改革中,我们也将结合时代进展,不断丰富和更新迭代课程思政案例,助力中医基础理论课程思政的高质量、可持续发展,更好地实现立德树人育人目标。

《中医基础理论》课程思政案例凝结了编写团队的课程思政教学经验,本书的撰写和出版得到了河南中医药大学教务处的指导和帮助,以及专家、同仁的大力支持。在编写过程中,引用了来自网络的一些资料,在此一并表示真挚的感谢。由于本课程蕴含的思政元素众多,本书仅展示了我们在课程思政教学的初步探索中所应用的实例,仍有大量的中医基础理论课程思政案例有待教学同仁挖掘和探索,对于书中存在的不足之处,恳请广大读者批评指正。

编者

2024 年 5 月

目 录

1

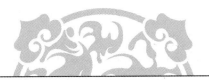

导　论

一、课程概要

中医基础理论课程属于中医学及其相关学科的专业基础课和入门课。中医基础理论是以《黄帝内经》理论为基础,融合后世历代著名医家的学术观点和临床实践而形成的一门课程,集中体现了中医学的基本学术思想和理论体系。

通过本课程的学习,要求学生掌握中医学的基本概念、基本知识、基本原理和基本思维方法。内容主要包括以下几个方面。①绪论:包含中医学的形成与发展概况及中医学的基本特点。②中医学的哲学基础:如气一元论、阴阳学说、五行学说,中医学主要思维方式。③中医学对人体生理的认识:藏象、精气血津液神、经络、体质。④中医学对疾病及其防治的认识:病因、病机、养生和防治原则。

本课程是学生入学后学习中医的第一门主干课程,也是中医学习者必须牢固掌握的一门课程,为继续学习中医诊断学、中药学、方剂学、中医经典著作和临床各科等奠定基础。

本课程的教学,注重"立德树人、课程思政",培养学生大医精诚、仁心仁术的职业素养;注重中医学思维方法的培养与中医经典理论的指导,加强中医基础理论的传承、发展和创新;注重对学生自主学习能力的培养,提高学生对中医药文化、中医学理论的认知能力;注重与临床实践结合,使中医基础理论教学充分适应时代发展和人才培养的需求。

选用全国中医药行业高等教育"十四五"规划教材《中医基础理论》作为课程教材,由中国中医药出版社出版。

二、思政元素解读

中医基础理论(简称"中基"),是学生入学后的第一门专业基础课,对学生以后能否学好中医、成为具有仁心仁术的优秀中医人才起着重要的示范引导作用。

中医学博大精深,融几千年先哲之智慧与实践,中医基础理论是中医入门之阶梯,中医之印象,中医之奥妙,中医之厚重,中医之体系,皆可从中展现。多学科相交融的中医学,千百年来救死扶伤、护佑生命,为人类的健康做出了非凡的贡献。课程体现出自然科学知识与人文社科知识相结合、理论与实践相结合、继承与创新相结合的特点。其中蕴涵着丰厚的思政元素,梳理如下。

（一）政治认同

1. 理想信念　在讲到病因的"寒邪"以及病机中的"亡阳"内容时,结合抗美援朝战争的长津湖一战,让我们被志愿军的强烈爱国精神和理想信念所征服,向英雄致敬,也深深激发了同学们的爱国热情,激励同学们刻苦学习,练好救死扶伤的本领。

2. 制度认同　在抗击新冠疫情过程中,以"火神雷神,防邪祛邪——两山速度彰显国家力量"为例,充分说明社会主义制度的优越性。在绪论中讲到《黄帝内经》时,在病因中讲到"疠气"一节时,对比古代染病后大量死亡的悲惨状况,使同学们能够充分认识到中国特色社会主义制度的优越性。

（二）家国情怀

1. 爱国主义　在讲到"防治原则"时,可以举以下实例:在此次新冠疫情的防治中,中医药疗效显著,凝聚着中国人民和中华民族的博大智慧。为控制疫情发展,10 天一座医院,中国速度,举世瞩目,受到国内外人士的广泛赞誉,体现出防重于治的先进理念。通过这些实例,使学生们的家国情怀得以深深扎根。

2. 民族复兴　实现中华民族伟大复兴,必须健康先行。结合中医养生理念,引入《"健康中国 2030"规划纲要》到教学中。纲要强化早诊断、早治疗、早康复。要坚持共建共享、全民健康,坚持政府主导,动员全社会参与,突出解决好弱势人群的健康问题。坚持问题导向,抓紧补齐短板,为实现"两个一百年"奋斗目标、实现中华民族伟大复兴的中国梦打下坚实健康基础。

3. 心怀天下　以北宋名臣范仲淹,胸怀大志,以天下为己任的案例,阐释他的家国情怀。他一生身体力行,成为"不为良相,便为良医"的典范。实现了做官和行医的完美统一:做官,就应施行仁政;行医,就应施行仁术。范仲淹的家国情怀,不仅极大提高了医生的社会地位,还鼓励了一批立志经世济民的读书人。

（三）科学精神

1. 严谨求实　在讲到中医学的学科属性和发展历程时,介绍中国药学家屠呦呦获得诺贝尔奖的抗疟疾药——青蒿素,其灵感来源于一千多年前中医典籍《肘后备急方》"青蒿一握,以水二升渍,绞取汁,尽服之"治疗疟疾的描述。展示出中医药这个伟大宝库在不断地被探索中绽放出的新活力。同时,为屠呦呦团队几十年的不懈探索,严谨求实的科学态度而折服。

2. 探索精神　在讲到六腑中"三焦"这一概念时,从源到流,介绍其理论的探索与应用。三焦理论源于《黄帝内经》,由《难经》阐发,历代医家在此基础上持续探索发展,尤其是清代吴鞠通创立了"三焦辨证"应用在临床,效果显著;温病学的形成亦是在突破六气致病的传统观点,提出"戾气"致病,为当下传染病的防治提供了借鉴。"金元四大家"对中医理论的继承与创新等。

3. 献身精神　魏晋著名医学家、针灸鼻祖皇甫谧结合前人成果,并融合自身实践,无数次以身试针,不断探索试验,修正完善人体穴位经脉针灸医法,提升理论指导性和科学操作性,并著成中医学第一部针灸学专著《针灸甲乙经》,体现了心怀仁心仁术的献身精神。

（四）文化自信

1. 中医思维　思维方式决定了学科的整体形貌和理论特色。中医学独特的思维方式来源于中医学的奠基之作《黄帝内经》。欲入中医之门,必借经典之路。岐黄论医,《黄帝内经》问世,奠定了中医学的根基,形成了中医学的思维方式,也是中医优秀文化的重要载体,承载着中华民族的文化基因,是文化自信的重要源泉。

2. 传统文化　习近平总书记指出,中医药学是打开中华文明宝库的钥匙。中医学根植于中华传统文化丰沃的土壤之中。许多文学著作中都有中医的内容,说明了中医的实用性和亲民性。《红楼梦》就是典型的代表,"胡庸医乱用虎狼药"一例,非常生动形象地展示出中医学已植入中华民族的基因之中,百姓也懂得辨体论治,因人制宜。此外,诗词中的中医也比比皆是,比如杜甫的《望月》,成语中的否极泰来等。

3. 象数思维　象数思维,指通过观象,以数来表达意蕴,从而阐释自然规律的思维方式。如阴阳、八卦、五行等。象数思维具有全息性、功能性、形象性、简明性、灵活性等特性。从《周易》卦象解读"否极泰来",继而学习阴阳交感,既能领悟"医易同源"的中医与文化、哲学的关系,又能利用阴阳交感及转化的机制引导学生在工作和生活中建立辩证看待问题、处理问题的能力。

4. 国际传播　中医药是中华文化、医学的宝贵财富,也是中华民族对世界的独特贡献。中医药法的颁布实施,有助于提升中医药的国际影响力,扩大中医药对外交流与合作,增强中华文化软实力,适应"走出去"战略的需要。针刺麻醉的成功实施以及国外传播,是中医药守正创新的生动实践。2010 年,"中医针灸"成功入选联合国教科文组织人类非物质文化遗产代表作名录,标志着中医针灸得到国际社会的认同,其传承保护和发展获得了联合国颁发的国际"通行证"。

（五）理论自信

1. 整体思维　整体思维是中医学最基本、最重要的思维方式,贯穿于中医学的生理、病理、诊断、治疗的方方面面,是最具中医特色的思维方式之一。如以国医大师张磊老师提壶揭盖来治疗尿闭的案例,其效如桴鼓的疗效就是整体思维及象思维的典型应用;张锡纯调理阴阳治疗小便不利,体现了中医气化理论与阴阳理论的有机融合。临床疗效更能坚定中医自信和文化自信。

2. 守正创新 中医的生命力在于临床疗效,中医从不固步自封。历代医家坚守中医理论,又与时俱进,将中医理论灵活地运用在临床中,新的思路、新的方法、新的方剂层出不穷。张锡纯师古不泥古,创制降压神方"镇肝熄风汤";邓铁涛用点舌法治心力衰竭危急重症彰显中医疗效;伤寒泰斗刘渡舟教授津液链理论创新及应用;国医大师邓铁涛从脾胃论治重症肌无力等。现代创新研究方面,借助先进的分子影像学技术及其他科技手段从多学科、多领域的角度探明经络的机制;张亭栋以毒攻毒、使用砒霜治疗白血病等。通过案例,使同学们切身体会到"传承精华,守正创新"的意义与责任。

3. 传承经典 《黄帝内经》是我国现存最早的中医理论经典巨著,经典传承的医学主旨,是守护健康,关爱生命;未病先防,救死扶伤。《黄帝内经》自其问世之日起,就被尊为"至道之宗,奉生之始"。学习中医经典,有助于提升学生对中医理论的认同与自信。

(六)法治意识

1. 自觉守法 《中华人民共和国中医药法》是我国第一部全面、系统体现中医药特点的综合性法律,其颁布实施体现了党和国家对中医药事业的高度重视,对中医药行业发展具有里程碑意义。中医药法的实施,使国粹发展有了国法的保障。《中华人民共和国中医药法》是一部重要的具有鲜明中国特色、中国风格、体现深厚历史底蕴和文化自信的法律。通过学习该案例,提升学生的法治意识,增强学习信心。

2. 责任意识 从古之城门失火殃及池鱼,到如今之日本"核废水排海"事件,提示我们不能割裂事物内在的联系来看待世界,这个世界上的任何事物都不是孤立存在的。通过学习案例中的城门失火,池鱼亦亡;日本排核废水,污染全球生态,使学生深刻体会新时代"人类命运共同体"的科学内涵和必要性,树立正确的价值观。

(七)人文关怀

1. 医者仁心 作为中医文化象征,"橘井泉香"的影响已走出国门,"橘井泉香"的内核饱含无私奉献、恩泽天下的人道主义关怀。所谓"一叶治天下疾疫",体现了中医的仁爱精神,因而为人称颂,代代流传。人民英雄张伯礼疫情防控期间古稀之年逆行出征,即便在武汉摘除胆囊,仍然坚持在一线,张伯礼却调侃地说:"我把胆留在了武汉,更与武汉'肝胆相照'了!",这种舍身忘己的事迹,充分彰显了医者仁心。

2. 敬畏生命 盲人女孩董丽娜的逆袭人生,让我们重新审视什么才是健康,对每一个生命的敬重,永不放弃,才能使生命绽放绚丽的光芒。强大的心理、不屈的意志,虽身残而不言败。案例中董丽娜的故事反映了积极的人生观和心理健康对人的强大影响,使学生对于体质和健康的认识更加全面,也有助于学生确立正确的人生观。

3. 心理健康 健全的心智是学生扬帆起航的基础,也是学生走入社会、适应工作等环境的保障。盲人女孩董丽娜身残志坚,以强大的心理、崇高的理想和刻苦的学习,从中国传媒大学毕业,并成为全国首位视障播音硕士,活成了人们心中的一束光。而范进中举则是从反面给人们以启示:心理健康是何等重要。

（八）唯物主义

1. **唯物辩证**　由"轴心时代"看对世界本原的探讨，中外先哲有着相同的认识，承认世界是物质的，万事万物都是永恒运动的。孙思邈提出的"胆欲大而心欲小，智欲圆而行欲方"，将辩证思维发挥到极致；"范进中举"利用五行相克以情胜情，蕴涵着事物之间制约转化的原理。这些案例对培养学生的唯物辩证思维十分裨益。

2. **量变质变**　从"塞翁失马，焉知非福"的典故，来认识阴阳转化的辩证关系，而且转化——即从量变到质变是要有一定条件的。从中提示我们治疗用药不可偏颇，以防其向相反方面转化。以此例来引导学生学中医不可一蹴而就，没有捷径可走，必须不断积累，才能由量变到质变，达到认识的飞跃。同时小的陋习也切不可长期不改，以免造成难以挽回的后果。

3. **联系观点**　马克思主义普遍联系观点揭示，世界万事万物普遍具有联系。从城门失火殃及池鱼，看当今日本核废水排海事件，使学生明白整体联系性的意义。进一步加深学生对马克思主义哲学的联系观的理解。鼓励学生用这样的观点和方法去分析和思考问题。

（九）职业道德

1. **大医精诚**　以孙思邈为典范，中医人弘扬大医精诚精神，谱写出一个个可歌可泣的感人事迹。国医大师裘沛然"治病先治心"，总以满腔热忱抚慰患者，晓之以理，动之以情，以赤诚之心感化患者的心灵。国医大师李振华堪称扶危救困的苍生大医，他深入基层，与医疗队成员冒着大雪抢救患者，一生秉承"重医术更重人品"的行医准则，每时每刻都以患者为重，他不仅治学严谨、医术精湛，而且以身作则、务求必实，还教书育人、桃李满天下。

2. **良医品质**　孙思邈认为良医应达到"胆欲大而心欲小，智欲圆而行欲方"的境界。"胆大"是自信的气质；"心小"是面对生命时应小心谨慎；"智圆"是指遇事圆活机变，具有变通的能力；"行方"是指不贪名、不夺利，心中自有坦荡天地。引导学生做大医、做良医。

3. **医术求精**　医学之道需德术兼备。为医者应洞明医道，怀济世救民之仁心，具备谨慎负责的品质，毕生钻研的精神，使医术精益求精，方可大医精诚。"清肺排毒汤"组方严谨，契合新冠病毒感染寒湿疫的核心病机；国医大师邓铁涛敢于挑战重症肌无力治疗的世界难题；国医大师李振华承担国家"七五"重点科技攻关项目治疗慢性萎缩性胃炎，疗效显著；张锡纯师古不泥古，创制镇肝熄风汤疗效显著。精湛的医术为后学者树立了榜样。

三、课程思政矩阵图

序号	课程内容	政治认同		家国情怀			科学精神			文化自信				理论自信			法治意识		人文关怀			唯物主义			职业道德		
		理想信念	制度认同	爱国主义	民族复兴	心怀天下	严谨求实	探索精神	献身精神	中医思维	传统文化	象数思维	国际传播	整体思维	守正创新	传统经典	自觉守法	责任意识	医者仁心	敬畏生命	心理健康	唯物辩证	量变质变	联系观点	大医精诚	良医品质	医术求精
1	导论		●			●	●	●		●			●	●			●	●	●					●			
2	第一章 绪论	●			●		●					●		●								●	●				
3	第二章 中医学的哲学基础									●		●		●											●		●
4	第三章 藏象		●					●			●					●					●						
5	第四章 精气血津液神							●		●					●	●						●					
6	第五章 经络				●			●	●						●										●		
7	第六章 体质	●	●	●							●		●	●						●	●				●	●	
8	第七章 病因	●		●				●						●						●					●		
9	第八章 病机										●							●	●			●	●			●	
10	第九章 养生与防治原则			●	●	●					●					●			●						●		

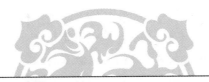

第一章 绪 论

本章从中医学的概念及其学科属性、中医学理论体系的形成和发展、中医学理论体系的基本特点三个方面,介绍中医学作为一门综合性医学科学,所具有的整体宏观的认识方法及辨证论治的诊疗体系等相关理论知识。

一、教学目标

(一)知识目标

1. 掌握中医学理论体系的主要特点。

2. 熟悉中医学理论体系的形成和发展概况。

3. 了解中医学、中医基础理论、中医学理论体系的基本概念。

(二)能力目标

1. 理解中医学理论体系形成的背景及意义。

2. 从历代医学的发展,逐步培养积极探索、勇于创新的精神。

3. 理解整体观念和辨证论治的重要意义及二者之间的关系。

(三)思政目标

1. 了解名医成才之路,树立学习中医的热情与信心。

2. 学习大医高尚医德,具备仁爱奉献、精益求精的精神。

3. 了解国家方针政策,提升思辨能力和理论素养。

二、相关知识板块的思政元素分析

(一)济世救人,医者仁心的高尚情怀

中医学蕴涵着济世救人的仁爱精神和责任担当。通过"橘井泉香"典故的介绍,使学生了解中医学重视预防,以及理论与实践并重的科学属性,认识到中医先贤无私奉献、恩泽天下的情怀及服务人类健康的责任担当。

(二)忧乐天下,情系苍生的伟大抱负

"立德树人"是教育的根本任务。通过对范仲淹"不为良相,便为良医"思想的解读,

使学生充分认识中医学的学科属性,熟悉中医学理论体系的发展概况,锤炼忧国忧民的思想境界,培养为国为民无私奉献、鞠躬尽瘁的家国情怀。

（三）师古不泥古,实践创新的开拓精神

中医学在继承与创新中不断发展。通过了解"金元四大家"的学派源流,激发学生探索中医学发展史的兴趣,使学生了解中医学理论发展过程中的代表医家、代表著作及其主要观点,培养勇于实践探索,师古而不泥古的创新精神。

（四）感悟思想伟力,坚定制度自信

《中华人民共和国中医药法》的颁布对于促进中医药事业健康发展具有重要意义。通过学习这一案例,使学生了解中医学现代发展的进步之路,提升学生的法治意识,深化对中医药现代制度创新的认识,提高对中国特色社会主义制度的认同感。

（五）中医药学是打开中华文明宝库的钥匙

学习中医学理论体系的形成和发展,认识中医学的学科属性及其巨大价值。习近平总书记站在历史的高度,强调深入发掘中医药宝库中的精华,充分发挥中医药的独特优势,坚定学生发展中医药的文化自觉和文化自信,使学生厚植弘扬中医药文化的奋斗情怀。

（六）中医经典蕴涵的文化自信与理论自信

中医经典是中医药传承精华、守正创新的基石。《黄帝内经》是我国现存最早、地位最高的中医理论经典巨著,是中医学理论体系形成的重要标志,通过学习其成书背景,使学生在岐黄文化的熏陶中增强使命担当,领略《黄帝内经》的文化价值,激发学习兴趣、树立专业自豪感。

（七）构建"人类命运共同体"的自信与自觉

以整体观念为指导,实现可持续发展和人类共同繁荣。通过学习"从古之城门失火殃及池鱼,看当代日本核废水排海",使学生树立辩证唯物主义联系观,了解中医学理论体系的主要特点——整体观念的科学内涵,树立"人类命运共同体"意识。

案例一 中医中药恩泽天下——苏耽"橘井甘泉透胆香"

一、案例设计

（一）案例内容

过去医家常常以"橘井"一词或橘、杏并用来为医书取名,诸如"橘井元珠""橘杏春秋"等。现在的一些中药店内,仍在显眼处悬挂"橘井泉香"匾额。

"橘井泉香"的故事在民间流传已久,西汉刘向所撰《列仙传》之《苏耽传》中,记载了这一传说。西汉文帝时,郴县少年苏耽遇一道士学得医术,常为乡民治病。得道后即将跨鹤飞升仙界,临行前泣告母亲说,自己已成仙,即将离去,不能再尽孝侍奉母亲了。母亲问他,他走了以后,自己依靠什么活下去,村民生病了找谁治。苏耽说:"明年天下疾疫,檐边橘树,可以代养。井水一升,橘叶一枚,可疗一人。"次年果然瘟疫肆虐。苏母想起儿子的话,便将橘叶一片,井水一升,煎水给邻里乡亲服用,众人得以躲过瘟疫。四邻八乡的人遂闻讯前来求治,皆以得井水及橘叶而幸免于难。苏耽被尊称为"苏仙公",苏家之井也被冠以"橘井"的美名。千百年来,"橘井泉香"的故事代代相传,后世以此称颂医家救人功绩,宋真宗还在《赐丁和还乡》御诗中留下"橘井甘泉透胆香"的千古名句。

(二)案例所载知识内容

1. 中医学的概念及其科学属性 中医学是指以中医药理论与实践经验为主体,研究人类生命活动中健康与疾病转化规律及其预防、诊断、治疗、康复和保健的综合性科学。是以自然科学为主体,注重吸收多学科先进的科技成果,促进学术发展与创新的综合性医学科学知识体系。在"橘井泉香"典故中,苏耽"井水一升,橘叶一枚"之方救治了一方百姓,体现了中医学重视预防,以及理论与实践并重的科学属性。

2. 中医学理论体系的形成和发展 中医学理论体系形成于战国至两汉时期,是在中国古代哲学思想的影响和指导下,在中华民族传统文化的基础上,通过长期的医疗保健的经验积累和理论总结而形成的。"橘井泉香"的典故反映了西汉时期的文化科学技术水平,体现了中医学理论体系的形成和发展背景。

(三)案例所含思政元素

1. "橘井泉香"打造世界的中医名片 作为中医文化象征,"橘井泉香"一词的影响已走出国门。明代来华的著名意大利传教士利玛窦在《西国记法》一书中说道:"记医以橘井,以杏林";深受中国文化影响的柬埔寨有以"橘井"命名的省和市;越南庯宪市温氏祖屋楹联的下联为"宪南风物,寿人橘井久传家";日本至今仍有橘井医药公司与《橘杏春秋》医药杂志,还有橘井堂医院,橘井会山口内科、外科,甚至"橘井"已经成了日本的一个姓氏。由此可见,中医药文化是中华文明的瑰宝,通过学习中医典故使学生坚定传承发展中医药的文化自觉与文化自信。

2. 医德教育培育优秀医学人才 "橘井泉香"典故的内核饱含无私奉献、恩泽天下的人道主义关怀,所谓"一叶治天下疾疫",体现了中医的仁爱精神,因而为人称颂,代代流传。医学生的思想政治教育与医德教育是同向同行的,良医的造就并非一朝一夕,通过学习中医典故,有利于医学生形成正确的职业定位,树立正确的道德观念,养成良好品行,提升社会责任感,使学生在医德文化的熏陶中增强担当,主动肩负服务人类健康的神圣职责。

二、案例教学设计与实施

(一)课前

明确学习目标,课前预习中国大学 MOOC 平台本团队建设的国家级线上一流本科课程"中医基础理论"绪论的内容,并展开思考,提出问题。培养学生的自主学习与独立思考能力。

（二）课中

1.讲解中医学理论体系的形成和发展概况　利用PPT及教学视频,将课本中大段落的文字性历史沿革内容以生动的方式进行展示与讲授。例如在讲解中医学理论体系的形成和发展概况时,配合图示时间轴,可加深学生对不同时期中医学理论体系发展的理解。在讲授"橘井泉香"这一中医典故时,配合播放纪录片或动画,从而提高学生的学习兴趣。

2.提高学生独立思考和分析问题的能力　教师提出问题,比如"你从'橘井泉香'的故事中,受到哪些启发?""'橘井泉香'的故事蕴涵有哪些思政元素?""结合'挑战杯'活动,你能够设计出哪些文创产品?"等,从而拓展学生的学习思路,培养创新思维。

（三）课后

1.设置小组活动　以小组为单位搜集一则体现中医学理论体系的形成和发展的典故,培养自主学习能力与团队协作能力。

2.布置作业　让学生将典故以舞台剧的形式表演出来,或扮演不同时期的医家,讲出各自主张的理论和取得的医学成就,使学生在加深学习印象的基础上提高沟通表达能力。

三、案例预期效果

（一）知识目标达成度

本节内容为全课程的"引子",旨在为学生构建起中医学发展历史沿革的整体框架。通过课堂演示讲授、知识点总结归纳的方式,加深了学生对中医学概念的理解,掌握了中医学理论体系的形成和发展概况,理解了中医理论的思想传承与发展特点,顺利完成预设的知识目标。

（二）能力目标达成度

通过设置问题,引发学生思考,及课后学生角色扮演的方式,培养学生独立思考、综合分析问题及交流表达能力,达到了预设的能力目标。

（三）思政目标达成度

1.热爱专业,增强自信　通过学习中医典故,让学生领略中医学的源远流长及博大精深,激发了学生的学习兴趣、树立专业自豪感。

2.品格养成,增强担当　通过典故中蕴含的医德观念,引导学生树立正确的道德观,增强其使命担当。

3.拓宽眼界,思辨笃行　将中医典故与国家重大方针政策形成有机融合,提高了学生的认知能力、思辨能力和理论素养,顺利实现了思政育人目标。

四、案例总结与反思

本节作为中医基础理论课程的开篇内容,对于使学生充分、深刻地理解中医学的科学属性、理论思维、理论体系至关重要。在授课过程中引入生动有趣的中医典故,可以提高学生的学习兴趣,帮助学生加深对课本中大段落文字性内容的理解,拓宽学生有关中医文化的知识面。

"橘井泉香"的典故中体现了中医学预防、治疗的科学属性,反映了西汉时期的文化科学技术水平,能够帮助学生理解中医学理论体系的形成和发展背景。典故所反映的中医文化内涵和理论形成背景体现了中医学的博大精深,有利于帮助学生树立文化自信,激发学生对中医药事业的热爱,坚定"大医精诚"的医学使命。

课程思政不应是一个个孤立的插入内容,而应成为课堂知识内容的一部分。本节主要涵盖知识内容为不同时期中医学理论体系的形成和发展,引入"橘井泉香"这一典故时,应注意与现实背景相结合。由古到今,继往开来,以其走向世界的全球效应来增强学生的中医自信与文化自信,上好《中医基础理论》第一课。

案例二 不为良相,便为良医——范仲淹的家国情怀

一、案例设计

(一)案例内容

北宋名臣范仲淹,从小胸怀大志,以天下为己任,终生忧道而不忧贫。据宋人吴曾的《能改斋漫录》卷十三《文正公愿为良医》记载:一天,范仲淹到庙里求神问卦。他抽了一支签,祷告说:"我将来能做宰相吗?"神通过卦相表示不能。他又祷告说:"那么我能做个好的医生吗?"回答还是不能。范仲淹叹口气说:"两样都不能,我将来如何实现平生之志呢!"别人对此都感到很奇怪,就问他:"男子汉大丈夫,立志想做宰相,可以理解;可是,你怎么又想做个医生呢? 志向是不是小了点儿?"范仲淹叹口气说:"我在乎的哪里是这个!我立志向学,当然希望将来得遇明主,报效国家。能为天下百姓谋福利的,莫过于做宰相;既然做不了宰相,能以自己的所学惠及百姓的,莫过于做医生。倘能做个好医生,上可以疗治君王和父母的疾病,下可以救治天下苍生,中可以教人保健养生,益寿延年。身处底层而能救人利物、为老百姓解除疾苦的,还有比当医生更好的职业吗?"

治国与医人,道理相通。范仲淹所推行的庆历新政,其实就是他为治国而开出的一剂理想药方,是一次廉政文化建设的尝试和实践。他写下了脍炙人口的《岳阳楼记》,于是有了"先天下之忧而忧,后天下之乐而乐"的传世名句。难能可贵的是,他以古代医圣张仲景为榜样,做官不忘行医,并在力所能及的范围内付诸实践。比如他的好友尹洙生病,他亲手配制花蛇散,连同药方和服法一并寄去;其兄长范仲温等人生病,他不仅寄送药物,还一再叮嘱如何调养;听说苏州瘟疫流行,他赶快写信告知各界,"用术入井中浸之,可以辟瘟",并要家人广为宣传,如此等等。

他一生身体力行,堪称"不为良相,便为良医"的典范。这一喻世名言,使做官和行医在儒家思想的最高层面上实现了完美统一:做官,就应施行仁政;行医,就应施行仁术。范仲淹的榜样,不仅极大提高了医生的社会地位,而且鼓励了一批立志经世济民的读书

人。正是自范仲淹以后,良医始被尊为儒医,医术亦被称为仁术,精于此道而终成一代名医者,从此灿若繁星。

(二)案例所载知识内容

中医学理论体系的形成和发展:学习这一部分内容,不应只局限于医家的观点和著作,而是要从中看到时代的精神、医者的情怀。范仲淹为政为医所做的贡献为我们树立了典范。通过学习范仲淹治国医人的思想及其所处的时代背景文化,可以帮助学生了解宋代崇文重教的政策和儒医文化的兴起过程,熟悉中医学理论体系的发展概况。

(三)案例所含思政元素

1. 以儒行医,仁心仁术 儒学是中医文化思想的源泉,医出于儒,医儒相通,两者有着共同的伦理道德观念和人文精神传统。范仲淹认为从政与行医殊途同归,皆以救世济民为职责所在。他以古代医圣张仲景为榜样,做官不忘行医,并在力所能及的范围内付诸实践,亲手配制花蛇散救治友人、宣传辟瘟之法等。通过学习这一案例,可以使学生了解儒医的文化渊源,培养"医乃仁术,医者仁心"的从医观念。

2. 忧乐天下,情系苍生 "不以物喜,不以己悲""先天下之忧而忧,后天下之乐而乐"是范仲淹一生为人为官的真实写照,蕴含着他伟大的治国抱负。学习该案例能够使学生体悟范仲淹忧国忧民的思想境界,鞠躬尽瘁、死而后已的崇高情怀,在潜移默化中引导学生树立家国意识,增强中华民族的归属感、认同感和尊严感,进而更加坚定理想信念,自觉将追逐个人梦融入实现中国梦的生动实践中。

3. 廉政文化,养德固本 从仁义廉耻的从政道德到节俭重民的优秀品格,从公正无私的执政态度到心忧天下的鸿鹄之志,范仲淹身体力行地弘扬了我国古代的传统廉政文化。通过学习该案例,帮助学生"文化而润其内,养德以固其本"。使学生开启恭谦有韧、自强不息的求学生涯,营造风清气正的育人环境。

二、案例教学设计与实施

(一)课前

明确学习目标,课前预习中国大学MOOC平台本团队建设的国家级线上一流本科课程《中医基础理论》绪论的内容,并展开思考,提出问题。培养学生的自主学习与独立思考能力。

(二)课中

1. 案例导入 在讲授该节内容时,以范仲淹的名言"先天下之忧而忧,后天下之乐而乐"导入,启发学生运用自己所学的历史文化知识思考范仲淹的生平故事和其身处的北宋时期历史背景,调动学生的学习主动性,激起学生对接下来授课内容的学习兴趣。

2. 观看教学视频 为学生播放《百家讲坛》中有关范仲淹的篇章或范仲淹生平故事的纪录片,以通俗直接的方式辅助课堂讲授,从而大幅度提高课堂教学的效果和效率。使本节知识内容变得具体形象、浅显通俗,排除学生学习时的畏难情绪。

（三）课后

设置小组活动，以小组为单位搜集古代具有家国情怀的名医的故事案例，培养学生自主学习能力、收集资料能力与团队协作能力。

三、案例预期效果

（一）知识目标达成度

通过启发式教学法和课堂演示讲授法等教学方式，学习该案例可使学生了解宋代崇文重教的政策和儒医文化的兴起过程，掌握中医学理论体系的形成和发展概况，理解中医理论的思想传承与发展特点。

（二）能力目标达成度

通过学习该案例，可以帮助学生了解宋代儒医文化的兴起过程，通过启发式教学培养学生归纳整合知识的能力与独立思考的能力。

（三）思政目标达成度

1. 培养仁心仁术的医学人才　通过学习范仲淹"以儒行医"的思想理念和其从政不忘行医的生平事迹，培养学生尊重生命的人文情怀和担当奉献的高尚人格，引导学生将预防疾病、解除病痛和维护群众健康作为自己的神圣职责，筑牢为人民服务的宗旨意识和思想基础。

2. 树立家国意识，增进爱国情感　将爱国主义精神贯穿于案例教学全过程，推动爱国主义教育进课堂、进教材、进头脑。通过学习范仲淹"先天下之忧而忧，后天下之乐而乐"的伟大爱国情怀，引导学生体悟中华文化、增进家国情怀，立志听党话、跟党走，真正让爱国主义精神在学生心中牢牢扎根。

3. 营造风清气正的学习氛围　通过学习该案例，使学生了解范仲淹在弘扬传统廉政文化中所做的贡献，引导学生自觉明大德、守公德、严私德，夯实廉洁的思想道德根基，打造风清气正的校园氛围。

四、案例总结与反思

通过学习范仲淹治国医人的思想及其对北宋时期医学教育改革所做的贡献，使学生了解宋代儒医文化兴起的源流，掌握中医学理论体系在宋代的发展概况。学生从该案例中，可以了解到多维度的范仲淹，如"先天下之忧而忧，后天下之乐而乐"的治国精神，推行发展中医事业新政的儒医理念，亲手配制花蛇散救治友人、宣传辟瘟之法的仁医之术等，从而引导学生树立起家国意识，开启学生恭谦有韧、自强不息的求学生涯，培养学生"医者仁心"的从医观念。可以说该案例蕴含了丰富的思政育人元素，能够使学生在一则案例中得到爱国、爱民、廉洁、仁医等多方面的精神浸润。

案例三 承前启后,传承创新——金元四大家的贡献

一、案例设计

(一)案例内容

中医学发展至北宋后期,已呈僵化保守之相,甚至形成按证缩方,不求辨证的通弊。在这种社会背景下,金元四大家借医学流派登上了医学历史舞台。

刘完素自幼聪颖,刻苦研习《黄帝内经》,终有所悟,提出人身之气皆随五运六气而有所兴衰变化,指出运气常变,应当掌握其规律。他通过自己的实践把使用寒凉药物的经验提高到理论上来,从而矫正了众医家习用温燥药的习气,提出辛凉解表,泻热养阴的治法。他做到理论联系实践,自制双解、通圣辛凉之剂,为后世温病学派奠定了理论基础。

张子和提出"古方不能尽治今病"的论点,强调病因多为外邪伤正,病以热证、实证为多,疾病分风、寒、暑、湿、燥、火六门。主张祛邪以扶正,治病善用汗、吐、下三法,后世称攻下派。张子和亦注意适时补益,他提倡先攻后补之治法,反滥用温补之时弊。他的学说源于刘完素而又有不同,使汗、吐、下三法内容得到了极大的丰富。

李东垣继承了张元素的医学理论和经验,理论联系实际,不拘泥于"古方"提出的"内经学说",对内伤疾病有独特的见解,着重阐明脾胃在生理病理上的意义,提倡"人以胃气为本",强调"内伤脾胃,百病由生",但他忽视了脾胃之阴,在治疗上惯用甘温除热助阳药物,对脾胃之阴照顾不够。

朱丹溪在学术上则是承河间余绪,不满足于现状,深入研究刘、张、李三家学说,吸收诸家之长,融合自己的见解,并有所发展,提出"阳常有余,阴常不足"论,认为"古方治今病焉能相合",创"相火论",主张应用滋阴降火的治疗方法,强调情欲伤阴及养生措施,为后世养阴学派奠定了基础,广泛应用气血痰郁辨证方法,尤其对郁证病机的阐发和痰证证治的论述,均较前人深入。

金元四大家不仅对我国医学界做出了贡献,而且对邻国医学也产生了影响,早在15世纪末,金元四大家的学说就传入日本,在日本有专门尊李东垣、朱丹溪的学派出现。继承是中医药学发展的基础,创新是中医药发展的延续。金元医家的河间学派、易水学派、攻邪一派以及滋阴一派,在学术发展史上,无论是在生理、病理、病症还是治疗方面都留下了辉煌篇章,四大家各领风骚,开诸流派之先河,在特殊的历史背景下,继承前者所学,又以独特的方式不断证明与创新着与时俱进的新时代医学,是中医继承与创新的典范,值得我们认真思考和学习。

(二)案例所载知识内容

中医学理论体系的形成与发展:金元时期是中国医学发展迅速、流派纷呈、建树颇多的时期,对后世医学发展影响很大。通过了解"金元四大家"对中医理论的继承与创新,激发学生探索中医学发展史的兴趣,使学生了解中医学理论发展过程中的代表医家、代

表著作及其主要观点。

（三）案例所含思政元素

1. 师古而不泥古，弘扬实践创新精神 "金元四大家"不墨守成规，而是尊重实践，服从实践，并都在《黄帝内经》的基础上，阐发经义，在临床实践中发现新问题，总结出新理论。他们以各自提出的不同观点和理论，突破了魏晋以后在医疗过程中墨守成规的保守风气，丰富了祖国医学宝藏。通过学习这一案例，激励学生勇于实践探索，师古而不泥古的创新精神。

2. 让中医"走出去"，厚植文化自信 "金元四大家"不仅对我国医学界做出了贡献，而且对邻国医学也产生了影响，例如在日本出现了专尊李东垣、朱丹溪的学派。通过该案例，不仅能够帮助学生树立起坚定的文化自信，同时还可以激励学生努力学习中医知识，为弘扬传播中医文化而奋斗。

二、案例教学设计与实施

（一）课前

明确学习目标，课前预习中国大学 MOOC 平台本团队建设的国家级线上一流本科课程"中医基础理论"绪论的内容，并展开思考，提出问题。培养学生的自主学习与独立思考能力。

（二）课中

1. 讲解中医学理论体系的发展概况 传统教学结合 PPT，按照"金元四大家"所处不同年代，以时间轴的方式梳理、介绍各自学派的代表医家及观点，加深学生对不同时期中医学理论体系发展的理解。

2. 提高学生的独立思考和分析能力 让学生扮演四位医家，讲出各自主张的理论和取得的医学成就，使学生在加深学习印象的基础上提高沟通表达能力，激发学习兴趣，活跃课堂氛围。

（三）课后

以小组为单位，整理"金元四大家"各自的理论观点，并形成一份总结。

三、案例预期效果

（一）知识目标达成度

通过课堂演示讲授、学生角色扮演和课堂讨论的情况可知，学生基本掌握了中医学理论发展过程中主要医家及其观点，对其中的要点也通过讨论、交流表达了自己的见解和观点，顺利完成了预设的知识目标。

（二）能力目标达成度

通过让学生角色扮演的方式，培养了学生独立思考、综合分析问题及交流表达的能力，基本达到了预设的能力目标。

（三）思政目标达成度

1. 热爱专业，守正创新 通过该案例的学习，对中医学理论的发展有了系统及延续性的认识，并且坚定了学生对中医药事业的热爱之情，激发了学生探索、实践、创新的精神。

2. 弘扬中医，文化自信 通过了解"金元四大家"对国外医学产生的影响，增强学生理论自信、文化自信，坚定学生弘扬中医文化的信念。

四、案例总结与反思

采用演示讲授、角色扮演的教学方法学习"承前启后，传承创新——金元四大家的贡献"这一案例，可以使学生在扮演四位医家的过程中，对其学术思想和金元时期中医学理论体系发展情况有更深刻的理解，拓宽学生有关中医文化的知识面。

通过学习"金元四大家"不墨守成规，以实践指导理论的探索创新精神，"金元四大家"对后世和国外医学所产生的重要影响等，不仅能够帮助学生树立坚定的文化自信，还能激发学生探索、实践、创新的精神。

案例四 中医药迈入依法发展新时代

一、案例设计

（一）案例内容

2016年12月25日，随着十二届全国人民代表大会常务委员会第二十五次会议表决通过，我国首部为传统中医药振兴而制定的国家法律——《中华人民共和国中医药法》（简称《中医药法》）诞生，于2017年7月1日起开始施行，从此国粹发展有了国法的保障。作为第一部全面、系统体现中医药特点的综合性法律，《中医药法》将党和国家关于发展中医药的方针政策用法律形式固定下来，将人民群众对中医药的期盼和要求用法律形式体现出来，体现了党和国家对中医药事业的高度重视，对中医药行业发展具有里程碑意义。

一部《中医药法》，三十余年酝酿。立法路漫漫，从1983年时任六届全国人民代表大会常务委员会委员、中国工程院院士董建华等提出制定中医药法的议案，到2016年中医药法正式颁布，整整33年，几代中医人为之呕心沥血。2016年12月25日下午，全国人民代表大会常务委员会第二十五次会议以144票赞成、3票反对、3票弃权通过了我国首部《中医药法》。1个小时后，国家主席习近平签署第五十九号主席令，《中医药法》正式颁布，这是以习近平同志为核心的党中央高度重视中医药发展、关注人民健康福祉的重大举措。

"九章鼎立行如金，六十三条字赛珠。"中国工程院院士张伯礼曾以这样的诗句赞扬《中医药法》字字千钧，这部凝聚着几代中医人心血的法律立得住、行得通、切实管用，为中医药继承创新和振兴发展提供了有力的法律保障。中医药法分为"中医药服务""中药保护与发展""中医药人才培养""中医药科学研究""中医药传承与文化传播""保障措施""法律责任"等9章,共63条。

《中医药法》在中医药管理方面进行了制度创新,加大了政府对中医药事业的扶持保障力度,同时坚持扶持与规范并重,保障中医医疗服务和中药质量安全,对继承和弘扬中医药、促进中医药事业健康发展意义重大。《中医药法》的颁布实施也为世界医疗体制改革问题提供了"中国方案",将有助于提升中医药国际影响力,扩大中医药对外交流与合作,增强中华文化软实力,适应"走出去"战略的需要。

（二）案例所载知识内容

中医学经过数千年的发展,形成了具有独特理论体系的学科,而它的发展从未止步,绵延至今。"《中医药法》颁布"这一案例,反映了中医学的现代发展进步之路,通过学习可使中医学发展历程的脉络在学生脑中更加清晰完整。

（三）案例所含思政元素

1. 学习卫生健康法律,提升学生法治意识 《中医药法》贯彻落实习近平总书记对中医药工作的重要论述和重要指示精神,贯彻党中央对中医药事业发展作出的重大决策部署,把发展中医药的重要经验及规律通过法律形式加以规范化、制度化,因此这部法律不仅是一部中医药领域的综合性、全局性、基础性法律,也是一部具有鲜明中国特色、中国风格、体现深厚历史底蕴和文化自信的重要法律。通过学习该案例,使学生了解中医药发展的法律背景,提升学生的法治意识。

2. 中医药管理制度创新,中医药事业健康发展 《中医药法》在中医药管理方面进行了制度创新,构建符合中医药特点的管理制度,加大政府对中医药事业的扶持保障力度,大力扶持中医药事业发展,同时坚持扶持与规范并重,加大对中医药的监管力度,保障中医医疗服务和中药质量安全,对于继承和弘扬中医药,促进中医药事业健康发展具有重要意义。通过学习该案例,可以使学生了解《中医药法》的内容与意义,深化其对中医药现代制度创新的认识。

3. 促进中医药国际传播,提升中华文化软实力 《中医药法》的影响力不仅是国内的,也是世界的,是为解决世界医改问题提供的中国方案。《中医药法》的颁布实施,有助于提升中医药的国际影响力,扩大中医药对外交流与合作,增强中华文化软实力,适应"走出去"战略的需要。中医药是中华文化、医学的宝贵财富,也是中华民族对世界的独特贡献,通过学习该案例使学生树立传承发展中医药的文化自觉与文化自信。

二、案例教学设计与实施

（一）课前

明确学习目标:课前预习中国大学MOOC平台本团队建设的国家级线上一流本科课程"中医基础理论"绪论的内容,并展开思考,提出问题。培养学生的自主学习与独立思考能力。

（二）课中

1.讲解《中医药法》的形成颁布过程　使学生更为全面深入地了解《中医药法》颁布背后的故事，提高学生听课兴趣的同时扩充学生的知识面、加深学生的理解。

2.加深学生对中医药法规颁布的内涵的认识　组织学生参观学习中医药法规建设展示厅、中医药文化宣传教育基地，打破课堂束缚，使学生在实地参观、亲身体验中获得对中医药法规颁布内涵的更深刻的认识，使中医药法治文化浸润学生心田。

（三）课后

完成 MOOC 线上自测，培养自主学习能力。

三、案例预期效果

（一）知识目标达成度

本节内容通过演示讲授、参观的方式，使学生在熟悉中医学理论体系的形成和发展概况的基础上，了解中医药现代化发展和法治制度创新的情况，在完成预设知识目标的前提下拓宽知识面。

（二）能力目标达成度

通过学习该案例，健全学生法治意识，提升学生法治素养，并在日常的专业学习中加强中医药法治知识和思维方法的运用，为适应新时代发展所需要的综合素养奠定基础，全面提升自身的综合素养和能力。同时培养学生不断探索，勇于创新的精神。

（三）思政目标达成度

1.法治意识，制度自信　通过学习《中医药法》颁布的案例，让学生了解这是一部具有鲜明中国特色、中国风格、体现深厚历史底蕴和文化自信的重要法律，提升了学生的法治意识，同时加深了学生对中国特色社会主义制度自信的底气。

2.积极探索，勇于创新　学习该案例使学生了解《中医药法》在中医药管理方面所进行的制度创新，激发学生勇于探索和创新的精神，鼓励学生为中医药事业的发展贡献个人力量。

3.文化传播，理论自信　《中医药法》的颁布实施，提升了中医药的国际影响力，扩大了中医药对外交流与合作，增强了中华文化软实力，学习该案例使学生树立起传承发展中医药的文化自觉与理论自信。

四、案例总结与反思

《中医药法》的颁布与实施，是中医发展史中的大事件。本案例的引入弥补了教材的不足。在授课过程中引入《中医药法》颁布这一案例，一方面能够激发学习兴趣，拓宽知识面，另一方面能够鼓励学生不断探索、勇于创新，不断为中医药事业的发展注入新的"活性剂"，激发学生从内心深处产生对祖国的制度自信和理论自信，为今后的学习筑牢扎实的思想根基。

采用参观教学法学习本节内容中的案例,能够有效地把书本知识与实际紧密结合起来,帮助学生深入地理解和领会所学习的理论知识,扩大学生的视野,增加学生知识信息量。但是参观教学法在实际教学中局限性较大,受到课时、经费、交通、本地资源等因素的制约,因此需要学校多方面的支持配合方能顺利开展。

案例五　习近平总书记的文化情怀:中医药学是打开中华文明宝库的钥匙

一、案例设计

(一)案例内容

河南南阳温凉河畔,石阶层层,金色的琉璃瓦映衬下的"医圣祠"三个遒劲大字,纪念着东汉著名医学家张仲景。这里铭刻着人类与自然疾病作斗争的拼搏精神,见证着我国传统文化瑰宝——中医药的发展。

2021年5月12日,正在河南考察的习近平总书记来到医圣祠,了解张仲景生平和其对中医药发展的贡献,了解中医药在防治新冠疫情中发挥的作用,以及中医药传承创新情况。

"习近平总书记对中医药文化和中医基础理论很感兴趣,他仔细阅读张仲景的伤寒论药方,还对一个东汉针灸陶人注视良久。"当时在考察现场的张仲景博物馆副馆长杨磊回忆说。

早在2015年,习近平总书记在致中国中医科学院成立60周年贺信中就明确指出:"中医药学是中国古代科学的瑰宝,也是打开中华文明宝库的钥匙。"他强调,切实把中医药这一祖先留给我们的宝贵财富继承好、发展好、利用好,在建设健康中国、实现中国梦的伟大征程中谱写新的篇章。

2016年2月,在江西江中药谷制造基地,习近平总书记拿起一个个药品、保健品和食品,询问质量安全、市场、价格等情况。总书记说,中医药是中华民族的瑰宝,一定要保护好、发掘好、发展好、传承好。

2018年10月,在广东珠海横琴新区粤澳深度合作区中医药科技产业园,习近平总书记走进车间,察看中药制品生产流程。总书记指出,要深入发掘中医药宝库中的精华,推进"产学研"一体化,推进中医药产业化、现代化,让中医药走向世界。

在习近平总书记的关心关怀下,中医药迎来了发展的好时光:中医药科技创新日新月异,中医药领域获国家级科技奖励超过50项,中医药全程深度参与新冠疫情防控,组织筛选出"三药三方"等临床有效方药……

2022年,随着《"十四五"中医药发展规划》出台,中医药文化正在进一步深入千家万户、走向世界各地,努力在推动中华优秀传统文化创造性转化、创新性发展中更好地发挥标杆作用。

金秋的医圣祠,苍柏、翠竹与药草掩映,来自全国各地的参访者络绎不绝。杨磊说:"我们要把习近平总书记那份关心中医药文化继承、发展的情怀,化为前进的动力,让有着几千年历史传承的中华瑰宝焕发出新的时代生机。"

(二)案例所载知识内容

中医学理论体系的形成和发展:中医学经过数千年的发展,形成了具有独特理论体系的学科,而它的发展从未止步,绵延至今。"习近平总书记的文化情怀:中医药学是打开中华文明宝库的钥匙"这一案例,体现出党和国家高度重视中医药工作,把中医药工作摆在更加突出的位置,反映了中医学的现代发展进步之路,通过学习该案例可使学生充分了解中医学的现代发展历程。

(三)案例所含思政元素

1.推动中医药传统文化的传承创新　习近平总书记强调努力实现中医药健康养生文化的创造性转化、创新性发展;强调深入发掘中医药宝库中的精华,充分发挥中医药的独特优势;强调我们要继承好、发展好、利用好传统医学。通过学习该案例,坚定学生对中医药的信念,使其更好地弘扬中医药精神,更好地推动中医药文化的传承、弘扬和创新。

2.推进中医药产业化与现代化发展　中医药学既是传统的,也是现代的,要用开放包容的心态促进传统医学和现代医学更好融合。只有努力推进中医药现代化,推动中医药走向世界,才能使中医药文化在人类历史中永葆活力,永远熠熠生辉。通过学习该案例,鼓励学生努力学习中医药文化知识,传承创新中医药理论,开展中医药研究,争取早日为中医药的现代研究贡献力量。

3.厚植弘扬中医药文化的奋斗情怀　传承中医药文化是中医药高校的基本职能,弘扬中医药文化是中医药高校的神圣使命,创新中医药文化是中医药高校的核心竞争力。通过学习该案例,能够坚定学生发展中医药的文化自觉和文化自信,勇担使命、创新实干,激励学生为建设健康中国、实现中华民族伟大复兴中国梦做出更大贡献。

二、案例教学设计与实施

(一)课前

明确学习目标,课前预习中国大学 MOOC 平台本团队建设的国家级线上一流本科课程"中医基础理论"绪论的内容,并展开思考,提出问题。培养学生的自主学习与独立思考能力。

(二)课中

1.讲解中医学理论体系的形成和发展概况　PPT 结合传统教学,讲解中医学理论体系的形成和发展概况,通过学习该案例使学生了解中医药现代发展情况以及未来的发展方向,提高学生听课兴趣的同时扩充学生的知识面、加深学生的理解。

2.提高学生独立思考和分析问题的能力

(1)教师提出问题,比如"你如何理解习近平总书记提出的'中医药学是中国古代科学的瑰宝,也是打开中华文明宝库的钥匙'这句话?""你认为身为中医院校学生应该如何为促进中医药的传承创新发展做出贡献?"加深学生对本节知识内容的认识,培养独立思考的能力。

(2)针对学生预习提出的问题,根据问题的难易程度进行设计,或教师答疑、课堂提问、课后查阅资料来完成。

(三)课后

成立中医药文化宣讲团,宣讲习近平总书记关于中医药工作的指示强调,使学生在宣讲中学习,在学习中感受中医药文化的熏陶,提升学生对中医药文化的认同感和自豪感。

三、案例预期效果

(一)知识目标达成度

本节内容通过教师演示讲授、学生宣讲的方式,使学生在熟悉中医学理论体系的形成和发展概况的基础上,了解中医药现代化发展的情况和党的创新性理论,在完成预设知识目标的前提下拓宽了知识面,实现了思政知识与中医药文化知识的结合。

(二)能力目标达成度

通过成立中医药文化宣讲团,使学生在宣讲中锻炼了语言表达能力和演讲表现力。

(三)思政目标达成度

1. 传承精华,守正创新　通过学习该案例,使学生更有动力去努力学习中医药知识,为推进中医药现代化,推动中医药走向世界贡献力量。

2. 厚植情怀,勇担使命　通过学习该案例,使学生树立起传承发展中医药的文化自觉与理论自信,坚定了学生发展中医药事业的信念与信心。

四、案例总结与反思

本节内容主要为从战国至近现代的中医学理论体系的形成和发展概述,但是教材中有关现代中医药事业现代发展的内容相对欠缺。在授课过程中引入"习近平总书记的文化情怀:中医药学是打开中华文明宝库的钥匙"这一案例,能够拓宽学生的知识面,鼓励学生传承精华,守正创新,激发学生从内心深处产生中医药的文化自觉与理论自信。

课后引导学生成立中医药文化宣讲团,宣讲习近平总书记关于中医药工作的指示,能够使学生在宣讲中学习,在学习中进一步感受中医药文化的熏陶,提升了学生对中医药文化的认同感和自豪感,同时培养了学生的语言表达能力和演讲表现力。

案例六 岐黄论医《黄帝内经》问世——中医思维的奠基

一、案例设计

（一）案例内容

"岐伯"的相关记载最早见于中医典籍《黄帝内经》。学者多认为岐伯家居岐山（今陕西省岐山）一带,也有部分资料表明岐伯为甘肃省庆阳县人。如清乾隆年间《庆阳县志·人物》记载:"岐伯,北地人,生而精明,精医术脉理,黄帝以师事之,著《内经》行于世、为医书之祖。"古籍记载说明上古时期有岐伯其人,他尝味百草,主管医药,不但懂医,博学多才,而且是华夏民族上古时代的著名医学家。

黄帝是中原各族的共同祖先。黄帝,姓姬,号轩辕氏、有熊氏,以土为崇拜对象,土色黄,故称黄帝,今在陕西省北部建有黄帝陵。相传为救民疾,黄帝召集名医岐伯、伯高、鬼臾区、雷公等人,在明堂研讨医学理论。正如《素问·五运行大论》说:"黄帝坐明堂,始正天纲,临观八极,考建五常,请天师而问之。"黄帝与岐伯讨论的内容相当广泛,"上穷天纪,下极地理,远取诸物,近取诸身",涉及祖国医学的各个方面。据传我国现存最早的一部中医经典著作《黄帝内经》,就是根据黄帝与岐伯等人的讨论记录整理而成。

由于岐伯和黄帝对中医学的巨大贡献,自从宋代开始,岐伯、黄帝作为医学正统之祖被请进庙堂供奉起来,位置在杭州通江桥北太医局。至元明,三皇庙、先医庙中亦有供奉,如《明史》卷五十载,"嘉靖间,建三皇庙于太医院北,名景惠殿,中奉三皇及四配。其从祀,东庑则僦贷季、岐伯……复建圣济殿于内,祀先医,以太医官主之。"宋以后,岐伯、黄帝开始合称为"岐黄"。后世出于对黄帝、岐伯的尊崇,遂将岐黄之术指代中医医术,并认为《黄帝内经》是中医药学理论的渊源、最权威的中医经典著作。《黄帝内经》以哲学思想统领全书,阐明了阴阳五运六气说和脏腑经络说,是研究人的生理学、病理学、诊断学、药物学以及治疗原则最经典的医学经典著作。直至今天,《黄帝内经》仍是中医学的必读典籍。

（二）案例所载知识内容

1. 中医学的科学属性　中医学是指以中医药理论与实践经验为主体,研究人类生命活动中健康与疾病转化规律及其预防、诊断、治疗、康复和保健的综合性科学。《黄帝内经》在疾病防治上提出"治未病"的观点,对病因、发病、病机及疾病诊断、治疗等进行了系统的阐述,对临床实践具有重要的指导意义,体现出了中医学的科学属性。

2. 中医学理论体系的形成　《黄帝内经》是中医学现存最早的经典著作,它和《难经》《伤寒杂病论》《神农本草经》的问世,标志着中医学理论体系的形成。"岐黄论医《黄帝内经》问世——中医思维的奠基"这一案例体现了中医学理论体系的形成背景。

（三）案例所含思政元素

1. 尝味百草,无私奉献　《帝王世纪》中记载:"（黄帝）又使岐伯尝味百草,典医疗疾,今经方本草之书咸出焉。"岐伯通过亲自尝试各种植物和草药,记录草药的特性、味道和疗效,从而形成了《黄帝内经》中"毒药攻邪""有故无殒""气增而久,夭之由也"等中药毒性理论。正是在岐伯勇于尝味百草,无私的奉献精神之下,人们逐渐了解到草药的种类用途和毒性,创立了中药学。通过学习该案例,有利于培养学生勇于探索、无私奉献的精神,使学生在岐黄文化的熏陶中增强使命担当。

2. 中医经典,理论自信　《黄帝内经》是我国现存最早、地位最高的中医理论经典巨著,是我们的祖先对全人类健康事业所作出的巨大贡献。其传承的医学主旨,是以人类的健康为前提,无论是未病之先、已病之中,还是疾病之后,研究的核心内容是机体的和谐与康宁,自其问世之日,就被尊为"至道之宗,奉生之始"。学习该案例有助于学生迈入学习中医经典的大门,提升学生对中医理论的认同与自信。

3. 中医思维,文化自信　《黄帝内经》作为中医优秀文化的重要载体,承载着中华民族的文化基因,中医思维方式由此奠基,亦是后世中医学发展的坚实理论基础。通过学习该案例,帮助学生形成中医思维,推进其筑牢中华民族文化自信自强的深厚根基。

二、案例教学设计与实施

(一)课前

明确学习目标,课前预习中国大学 MOOC 平台本团队建设的国家级线上一流本科课程《中医基础理论》绪论的内容,并展开思考,提出问题。培养学生的自主学习与独立思考能力。

(二)课中

1. 讲解中医学理论体系的形成和发展概况　PPT 结合传统教学,讲解中医学理论体系的形成和发展概况,通过学习本案例使学生了解《黄帝内经》的成书过程、主要内容以及在中医学中的地位与意义。

2. 小组讨论　小组成员查找岐伯在医学方面的主要贡献,互相交流讨论,并在课上以小组为单位进行汇报,使学生更加全面地了解岐伯在创立中医学基本理论、开创中国医学著作先河、创立中医针灸学理论和人体按摩学等方面的贡献,提升学生查找资料、归纳总结的能力。

(三)课后

1. 诵读经典　节选《黄帝内经》中的条文,布置背诵任务,小组之间相互背诵检查,打牢中医经典基础。

2. 布置作业　将课上以小组为单位的研讨材料形成一份书面报告,小组间互相打分,培养学生的归纳总结能力。

三、案例预期效果

(一)知识目标达成度

通过课堂演示讲授、小组研讨的方式,加深了学生对中医学的科学属性的理解,掌握了中医学理论体系的形成和发展概况,理解了中医理论的思想传承与发展特点,顺利完成预设的知识目标。

(二)能力目标达成度

通过让学生以小组为单位研讨交流并形成总结报告，培养了学生查找资料、总结归纳及交流表达的能力，基本达到了预设的能力目标。

(三)思政目标达成度

1. 品格养成，奉献精神　通过学习本案例，使学生体会岐伯勇于尝味百草、无私奉献的精神，引导学生树立正确的道德观，增强其使命担当。

2. 走进经典，热爱专业　通过学习该案例，让学生领略《黄帝内经》的文化价值，激发了学生的学习兴趣、树立起专业自豪感。

3. 中医思维，文化自信　通过学习该案例，逐步培养学生的中医思维，增强学生的文化自信。

四、案例总结与反思

通过学习"岐黄论医《黄帝内经》问世——中医思维的奠基"这一案例，使学生了解《黄帝内经》的成书过程、主要内容以及在中医学中的地位与意义，掌握中医学理论体系形成的标志，加深学生对知识的掌握。

学生从该案例中，可以体会到岐伯勇于尝味百草的无私奉献精神，了解岐伯在创立中医学基本理论、开创中国医学著述先河、创立中医针灸学理论和人体按摩学等方面的贡献，在学生心中树立起中医自信、理论自信。能够润物无声地激发学生热爱中医、传承与发展中医的情怀。

案例七　从古之城门失火殃及池鱼，看当代日本核废水排海

一、案例设计

(一)案例内容

相传古时候，城墙外有一条护城河，有一次，这个城门在夜里不慎失火了，火势很大。因为护城河离城墙最近，所以大家都引护城河的水来救火。后来，人们把这场莫名其妙的大火给扑灭了。但因为救火取水过多，护城河里的水慢慢变干了，护城河里的鱼也因为缺水死亡了。这个"城门失火，殃及池鱼"的故事出自《太平广记》，原文是"但恐楚国亡猿，祸延林木，城门失火，殃及池鱼"。

事物是具有普遍联系的，即便有些事似乎毫不相干，其实是有着隐约的联系的，像城门着火必须灭火，水用了池里的鱼必然要遭殃；像城门着火，火势蔓延，周遭必遭其害，众鱼自然受到牵连。正是因为一切事物总是和其他事物有条件地联系着。看似不相关的事物之间，也存在着联系，联系或深或浅，因此不能割裂事物内在的联系来看待世界，这个世界上的任何事物都不是孤立存在的。

以古观今,2023年8月24日,日本政府正式将存储在福岛核电站的核污水排放入太平洋,引起了全球社会的广泛争议和担忧。这一行为被普遍批评为极其不负责任、自私的行为。不仅对地球环境产生重大的负面影响,也对国际社会的安全构成巨大威胁。

核废水中含有大量放射性物质和有害化学物质,这些物质会对海洋生态环境造成毁灭性的打击。核污水的长期排放、扩散将会威胁到全球的海洋生态系统,构成全球范围的环境风险。此种自私行径是背弃了人类命运共同体的共同利益,我们应当坚决反对这样的行为,合作寻求更加安全和可持续的核废水处理解决方案。只有通过共同努力,才能保护我们共同的地球家园,实现可持续发展和人类共同繁荣。

(二)案例所载知识内容

中医学理论体系的主要特点——整体观念。整体观念是中医学理论体系的指导思想,发源于中国古代哲学万物同源异构和普遍联系的观念,体现在人们在观察、分析和认识生命、健康和疾病等问题时,注重人体自身的完整性及人与自然、社会环境之间的统一性与联系性。从"城门失火,殃及池鱼"这一典故,到日本将核污水排放入太平洋事件,威胁到全球的海洋生态系统。这两则古今案例均体现出事物是具普遍联系的,任何事物都不是孤立存在的,只有用整体观念看待问题,才能够更加全面地认识这个世界。帮助学生树立辩证唯物主义联系观,学会用联系的观点看问题,更好地为学习中医学奠定基础。

(三)案例所含思政元素

1. 树立"人类命运共同体"意识　2012年11月中国共产党第十八次全国代表大会明确提出要倡导"人类命运共同体"意识。习近平就任总书记后首次会见外国人士就表示,面对世界经济的复杂形势和全球性问题,任何国家都不可能独善其身,要以"命运共同体"的新视角,寻求人类的共同利益和共同价值的新内涵。通过学习案例中的城门失火,池鱼亦亡;日本排核废水,污染全球生态,使学生深刻体会新时代"人类命运共同体"的科学内涵,树立正确的价值观。

2. 坚持马克思主义哲学的联系观　马克思主义普遍联系观点揭示,我们面对的物质世界及其万事万物,是普遍联系的,这种联系是有规律的,是可以认识的。通过学习该案例,使学生明白世界是一个整体,日本核废水排海污染的将是全球的海洋,进一步加深学生对马克思主义哲学的联系观的理解。鼓励学生用这样的观点和方法去分析和思考问题。

3. 培养责任意识　核废水排海环境教育不仅是为了了解当前的核废水问题,更重要的是通过学习该案例,进行人类共同价值观教育、人与自然和谐共生的生态价值观教育,能够有针对性地增强学生的环保意识和"地球主人翁"的责任担当意识,以推进人类命运共同体的建设进程。

二、案例教学设计与实施

(一)课前

明确学习目标,课前给学生布置探究性任务,例如针对本节内容中的"整体观念",查找与理论相关的现代案例(参考日本核废水排海案例),并根据个人理解,提出案例和本节知识点的关联之处,以及案例中存在的问题和解决方法。

（二）课中

1.讲授整体观念的内涵　PPT结合传统教学,讲解中医学理论体系的主要特点——整体观念,使学生通过理解整体观念的内涵,逐步培养中医思维。

2.交流研讨　课上让学生梳理好课前查找的相关案例,并进行分享,通过师生间深入的讨论、交流、探究、辩驳、反思等方式中达到学习的效果。

（三）课后

布置作业,让学生将课上分析交流的案例整理成一份学习报告,并提交打分,培养学生融会贯通与总结归纳知识的能力。

三、案例预期效果

（一）知识目标达成度

通过课前学习准备、课上交流讨论的完成情况可知,通过本次教学,学生基本掌握了中医学理论体系的主要特点,对其中的要点也通过讨论表达学生各自的见解和观点,顺利完成预设的知识目标。

（二）能力目标达成度

通过课前学习和课上讨论,培养了学生搜集资料及综合分析问题的能力。通过学习“从古之城门失火殃及池鱼,看当代日本核废水排海”这一案例,帮助学生理解整体观念和辨证论治的内涵和重要意义,基本达成能力塑造目标。

（三）思政目标达成度

1.培养正确价值观　通过学习该案例,使学生深刻体会新时代“人类命运共同体”的科学内涵,培养学生“人类命运共同体”意识,树立正确的价值观。

2.提升政治认同素养　通过该案例的学习,使学生正确理解马克思主义哲学联系观,树立辩证唯物主义联系观,提升了学生的政治认同素养,顺利实现了思政育人目标。

3.树立责任担当意识　通过学习该案例,提升了学生的环保意识和责任担当意识,让学生深刻认识到他们是人类命运共同体的建设者。

四、案例总结与反思

采用任务驱动法和讨论教学法学习本节知识及“从古之城门失火殃及池鱼,看当代日本核废水排海”案例,能够使学生掌握中医学理论体系的主要特点,理解整体观念的内涵和重要意义。同时使学生体会到新时代“人类命运共同体”的科学内涵,深刻理解马克思主义哲学联系观,提升了学生的政治认同素养,使他们树立正确的价值观。通过查找资料和课上的讨论,学生表达了各自的见解和观点,培养了学生搜集资料及综合分析问题的能力。

课上的讨论交流虽然能够营造良好的课堂氛围,提升学生分析、表达问题的能力,但是讨论时间较难精准把握。因此,应提高学生归纳和表达能力,加强学生效率意识的培养,从而提升课堂的整体质量。

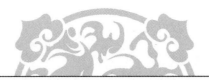

第二章　中医学的哲学基础

中医学理论体系的形成具有深刻的哲学渊源。19 世纪德国思想家、哲学家恩格斯指出："不管自然科学家采取什么样的态度，他们还得受哲学的支配。"中医学将人放在天地的大环境中进行考察,研究内容广涉自然、社会、人文等诸多学科,且互相交叉、联系紧密。中医学运用气一元论、阴阳学说、五行学说等关于宇宙物质性和运动变化的古代哲学思想,归纳总结医学知识及临床实践经验,从而认识人的生命、健康与疾病,并指导制订养生和诊治原则。这些哲学思想成为构建中医学独特理论体系的基石。

一、教学目标

(一)知识目标

1. 掌握气的基本概念和气一元论的基本内容。

2. 掌握阴阳的基本概念和阴阳学说的基本内容。

3. 掌握五行的基本概念和五行学说的基本内容。

4. 熟悉气一元论、阴阳学说和五行学说在中医学中的应用。

(二)能力目标

1. 通过对气一元论的学习,建立"同源思维"模式,为构建整体观奠定基础。

2. 通过对阴阳学说的学习,培养辩证思维和恒动观。

3. 能够初步运用阴阳学说、五行学说阐释人体的生理、病理及其与外在环境的相互关系,认识到阴阳学说、五行学说在中医学中的重要地位。

(三)思政目标

1. 学习哲学理论中的自然观,建立唯物主义辩证观。

2. 学习哲学理论中的文化内涵,坚定文化自信。

3. 学习著名医家临床病案病例中的哲学指导思想,加深中医理论自信。

二、相关知识板块的思政元素分析

(一)追根溯源,培养理性思维

中西方在探讨世界本原的过程中均产生了"气"的哲学思想,气作为世界本原是对世界客观规律的一种探寻,是横跨自然科学与哲学之间的桥梁,亦蕴含着丰富的唯物主义观点,有助于学习者科学理性素养的培养。

(二)依中国哲学底蕴,铸中华文化之魂

中国诗词与哲学是我国文化历史上的两颗璀璨之星,二者交融互鉴,共同指导我们担负起新时代的文化使命,激发全民族文化创新创造活力,为强国建设、民族复兴注入强大精神力量。

(三)重视辩证思维,养成良好生活品质

否极泰来、阴阳消长转化等理论蕴含着丰富的对立统一的哲学思想。利用学习阴阳的对立制约、消长转化、自和等思想的机会,引导学生在实际工作和日常生活中建立辩证统一、平和看待问题的能力,实现专业教育和价值塑造的统一。

(四)感悟精诚大医,弘扬守正创新精神

中医药历史悠久,人才辈出,众多名医诸如张锡纯等,无不是不避劳苦,治学不辍,大医精诚的典范。另外,张锡纯又是近代汇通中西医学的代表,他在没有先进仪器技术的条件下,结合自己长期的临证实践,敢于创新中医理论,是我辈守正创新的典范。

(五)融入心理健康教育,助力健康中国建设

随着社会的发展,生活方式的改变,当今社会由情志引起的疾病呈现上升趋势。中医强调形神共养,以张从正为杰出代表的医家尤其善于运用"以情胜情"疗法。学习普及中医情志疗法及原理,对提高我国心理疾病防治水平,建设健康中国有重要作用。

案例一 从"轴心时代"看世界的本原——气

一、案例设计

(一)案例内容

"轴心时代"的概念源于卡尔·西奥多·雅斯贝尔斯(Karl Theodor Jaspers),他在1949年所著的《历史的起源与目标》一书中,提出在公元前500年前后存在着这样的"历史轴心",最不平常的事件都集中在这一时期发生。最令人惊奇和不解之处就在于精神觉醒现象在三个互不知晓的地区——古希腊、古中国和古印度几乎同时发生,他将这一时期称作"轴心时代"。轴心时代古希腊代表人物包括苏格拉底、柏拉图、亚里士多德等西方哲学思想家,产生了辩证法、反驳论及形式逻辑等学术思想。与中国哲学思维一样,古希腊哲学家也承认自然是一切真理的源头。尤其是苏格拉底学派的智者也对"自然"

发起了深层次的解释需求。如泰勒斯认为世界的一切都是由水组成的,这与中国传统哲学中世界万物都是由水和土地构成的"水地说"有异曲同工之妙。后期的米利都学派的阿那克西美尼认为气体是世界的本原,不同形式的物质通过气体聚和散的过程产生,这与中国传统哲学中气一元论气理论的来源不谋而合。而赫拉克利特认为万事万物都是永恒运动的,这与气一元论中气的运动是万物变化的根源是一致的。德谟克利特则提出一切都是由原子构成的。这些思想理论都是现代物理主义的肇始,将哲学与自然科学紧密联系起来。

"轴心文明"引起了人文与社科界的广泛研究和讨论,也因此使得"轴心期"成为现今学术界广泛接受的概念。同时中国学者也有过类似的发现论述。如闻一多先生在其所著的《文学的历史动向》中表示,人类在进化过程中,对近世文明影响最大最深的四个古老民族——中国、印度、以色列、希腊在差不多同时起步。这个特殊的时间点也被界定在公元前 1000 年左右。

(二)案例所载知识内容

气一元论,简称"气论",是古人认识和阐释物质世界的构成及其运动变化规律的宇宙观。是古人在长期生活实践和观察认识自然的过程中,抽象概括出来的概念,是用来说明宇宙本体、万物起源与演化和各种自然现象的理论。"轴心时代"说明中西方均有类似的观点,即气是构成天地万物包括人类的共同原始物质。宇宙中的一切事物和现象都由气构成,气的运动推动着宇宙万物的发生发展和变化。

(三)案例所载思政内容

1. 文化自信是中医传承的源泉,理论自信是中医发展的动力 气理论是中国古代哲学的最高范畴。诞生于两千多年前的气理论,既是一种思维,更是一种智慧,依旧在当下指导着人们的思想和生活实践。关于传承,我们应溯流而上,从古代经典中学习领悟,从而感受哲学的力量。传承中华文化,绝不是简单复古,而是辩证取舍、推陈出新,摒弃消极因素,继承积极思想。关于发展,学习古今中西方文化中的哲学理论,能够为应对当下多行业发展创新的困境提供启示。

2. 培养唯物主义、科学理性思想 中医学哲学基础气理论的诞生与探寻世界本原和规律有关,不仅涉及直观观察、想象与感知,也包含严谨的逻辑与推理,对后期多种学科知识体系的构建起着指导作用。学习气理论哲学思想,有助于大家正确认识哲学与中医学的关系,培养医学生的历史唯物观、科学观。

二、案例教学设计与实施

(一)课前

明确学习目标,课前预习中国大学 MOOC 平台本团队建设的国家级线上一流本科课程"中医基础理论"中医学哲学基础的内容,并展开思考,提出问题。培养学生的自主学习与独立思考能力。

(二)课中

气一元论定义及基本内容:教师采用演示讲授法,将气概念的形成、气的哲学概念进行导入讲解。在讲述气是中国古代哲学的最高范畴时,通过创设生活情境加深对"气"的理解,并从哲学角度阐释其对医学的指导意义,激发学生的学习兴趣。

气一元论的应用:通过哲学含义的本源性,创设宇宙起源科学情境,在趣味事例中加深学生对气为世界万物的本原、是万事万物联系的中介等知识要点的理解。培养学生将日常生活之象与中医基础理论知识关联的能力。课堂最后对知识点进行归纳总结。

(三)课后

完成 MOOC 线上自测,培养自主学习能力。

三、教学目标达成

(一)知识目标达成度

气一元论是中医学哲学基础的重要内容,属于哲学基础的开端与难点。通过"轴心时代"案例的植入,结合创设情境来讲解本章重点,课程结尾加以总结,并布置启发性思考题,加深学生对于"气是中国古代哲学最高范畴"的理解与思考,并初步了解气在中医学中的应用。

(二)能力目标达成度

通过气一元论融汇到自然规律、生活及中医学中的事例与知识讲解,使学生掌握天人一体的认识论并培养相应的思维方式。通过气理论在中医学理论中的应用讲解及成果展示,初步培养学生中医临床思维。通过线上预习与课后启发性思考题,培养学生自主学习能力与独立思考能力。

(三)思政目标达成度

通过了解中西方文明不约而同产生的"轴心文明"和轴心期代表思想,尤其是均产生了以"气"为世界本原的思想,提高学生对气一元论的理解与认可度,坚定了学生的中国文化自信与中医理论自信。

四、案例总结与反思

中医学的哲学基础较为抽象,它是来源于自然科学又高于自然科学的理论体系。从中西方的"历史轴心期"探讨世界本原的理论进入哲学领域,有助于帮助学生建立哲学的自然观,并加深对中医学学科属性的认识。

从世界范围的"轴心期",到我国的"诸子百家",各个学派、各种思想交错碰撞,既彼此批评博弈,又相互吸收交融,形成了为后世所称道的"百家争鸣",形成了中国哲学的多元性和开放性,在中国古代思想史上写下了最为灿烂的篇章。本案例提醒我们应该尊重不同的思想观点和文化传统,保持开放的态度和包容的心态,共同推动社会的进步和发展。

一、案例设计

(一)案例内容

《望岳》

杜甫

岱宗夫如何?齐鲁青未了。

造化钟神秀,阴阳割昏晓。

荡胸生层云,决眦入归鸟。

会当凌绝顶,一览众山小。

诗意注释:

巍峨的泰山,到底如何雄伟? 走出齐鲁,依然可见那青青的峰顶。

神奇自然汇聚了千种美景,山南山北分隔出清晨和黄昏。

层层白云,荡涤胸中沟壑;翩翩归鸟,飞入赏景眼圈。

定要登上泰山顶峰,俯瞰群山,豪情满怀。

(二)案例所载知识内容

1. 阴阳概念　阴阳,指事物或事物之间相互对立的两种基本属性,既可表示同一事物内部相互对立的两个方面,又可表示相互对立的两种事物或现象。"阴阳割昏晓"借泰山横天蔽日,产生山南敞亮,北麓阴凉之象,是中医理论"山南水北为阳"的真实写照。

2. 阴阳的特性与归类　阴阳具有普遍性、关联性、规定性与相对性等特点。一方面要像看待日常生活的日夜凉热一样看待阴阳普遍存于相互关联的万事万物中,同时也要灵活掌握阴阳之中复有阴阳,阴阳能够相互转化等特点,最终熟练掌握阴阳归类的技巧。

(三)案例所载思政内容

1. 弘扬传统文化,厚植家国情怀,哲学与医学相向而行　唐诗是中华优秀传统文化的重要组成部分,具有传达中国本土文化的天然属性。将唐诗与中医学哲学理论相交融,能够提升中医基础理论课程的文化性、教育性和趣味性,更能够培养学生的文化意识、民族自豪感与深厚的家国情怀。

2. 培养唯物主义、科学理性思想　阴阳从日光的向背延伸而来,凡是具有明亮、温暖、上升、运动等特性的事物或现象都有阳的特点;凡是具有晦暗、寒冷、下降、静谧等特性的事物或现象都有阴的特点。所以阴阳最初的含义是从自然科学现象规律总结提炼出来的,随着人们认识的深入,阴阳的含义逐渐被抽象出来,上升为哲学的概念。学习阴阳的同时也是在培养同学们唯物主义辩证思维的能力。

二、案例教学设计与实施

(一)课前

明确学习目标,课前预习中国大学 MOOC 平台本团队建设的国家级线上一流本科课程"中医基础理论"阴阳的基本概念、阴阳的特性与归类等,并展开思考,提出问题。培养学生的自主学习与独立思考能力。

(二)课中

1. 阴阳的基本概念　采用唐诗导入,从山南山北阐释阴阳概念的形成。从天地日月、四时寒暑、昼夜阴晴等自然现象的讲授展示,将阴阳概念的形成过程进行阐释归纳。为引入阴阳的普遍性与关联性,进一步深入联系到阴阳的规定性与相对性做好铺垫。

2. 阴阳的特性与归类　以山南山北为例引出阴阳特性的普遍性及关联性后,将重难点放在阴阳的规定性与相对性,可举一年四季、一天昼夜晨昏的例子,进行阴阳属性划分的练习,确保理解和掌握阴阳属性的特性。课堂最后以总结归纳法总结阴阳的概念,再次简要强调本节重点。

(三)课后

设置课后作业"以小组为单位对生活中的事物和现象进行阴阳的归类练习"培养自主学习能力与团队协作能力。

三、教学目标达成

(一)知识目标达成度

通过诗歌导入,引导学生了解阴阳概念与自然科学间的关联,熟练掌握阴阳的概念。在优美的诗歌中自然过渡到阴阳概念的学习。

(二)能力目标达成度

中医学的学科属性说明了中医学与中国传统文化、中国人文地理以及中国人生活方式的密切关系。通过案例的引入,不但使学生掌握了阴阳的概念,同时开拓了学生的思路,培养了学生举一反三、触类旁通的能力。正所谓"生活无处不中医"。

(三)思政目标达成度

本案例通过描写泰山雄伟磅礴的气象,抒发了作者勇于攀登,傲视一切的雄心壮志,洋溢着蓬勃向上的朝气,彰显了中华文化的深沉力量和隽永魅力,为青少年营造出一种积极向上的生命态度。同时,使同学们认识到阴阳学说是古人用以认识自然和解释自然变化的自然观和方法论。世界是物质的,物质世界本身是阴阳二气对立统一的结果,阴阳二气的相互作用及其运动变化,形成了事物的发生并推动着事物的发展和变化,并在此基础上建立起唯物观、科学观。

四、案例总结与反思

本案例以诗歌为载体,诗歌中充满了诗圣青年时代的浪漫与激情。全诗没有一个

"望"字,却紧紧围绕诗题"望岳"的"望"字着笔,由远望到近望,再到凝望,最后是俯望。全诗没有一处"医"字,却将中医学与中国传统文化同根同源体现得淋漓尽致,使得大学生在回顾中华经典诗词文化的同时掌握了中医学的哲学思维。

案例三　成语中的阴阳——从《周易》中的成语"否极泰来"学阴阳交感

一、案例设计

(一)案例内容

在中国文化史上,《周易》被尊为"群经之首""六艺之源"。几千年来,大到治国安邦,小到家务琐事,都能从《周易》中寻找到解决的智慧。尤其是《周易》丰富的内涵被后人提炼概括成数百条精辟的成语,为中国人的生活、科学技术发展,尤其是中医学提供了行之有效的指导。

"否极泰来"是《周易》中与中医哲学理论关系最密切的成语之一。这个成语来自《周易·否》与《周易·泰》的卦爻辞。泰卦辞文曰:"天地交,泰;后以财成天地之道,辅相天地之宜,以左右民。坤上乾下,泰小往大来,吉,亨。"否卦辞文曰:"否之匪人,不利君子贞,大往小来。""象曰:天地不交,否。"

【释义】否和泰两个卦的符号是由三根阳爻组成的乾卦及三根阴爻组成的坤卦相合而成。乾象征着纯阳之气,阳气充沛的状态。坤卦,象征纯阴之气,阴气充沛的状态。乾在上,坤在下组成了否卦,坤在上,乾在下组成了泰卦(图2-1)。

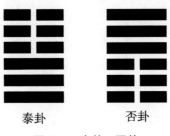

泰卦　　　　否卦

图2-1　泰卦　否卦

(二)案例所载知识内容

阴阳交感的概念及意义。阴阳交感,指阴阳二气在运动中相互感应而交合的相互作用。阴阳交通相合,彼此交感相错,是宇宙万物赖以生成和变化的根源。自然界中,天阳气下降,地阴气上升,阴阳交互作用,形成阳光雨露、沐浴滋润,万物得以成长繁茂。所谓"天地感而万物化生"(《周易·咸·象传》),"天地合而万物生,阴阳接而变化起"(《荀子·礼论》)。

（三）案例所载思政内容

1. 医易同源,坚定文化与理论自信 《周易》被誉为"群经之首,大道之源",易学对于中医学的发展也产生了十分深刻的影响。中国的历代著名医家都非常重视医易同源。唐朝孙思邈说:"不知易,不足以言太医",强调了易学对中医学的指导作用。从中华文化元典《易经》理论思想入手,导入阴阳交感理论,有助于培养学生文化自信、中医理论自信。

2. 培养象数思维能力 象数思维,指通过观象、以数来表达意蕴,从而阐释自然规律的思维方式。从《周易》卦象解读"否极泰来",继而学习阴阳交感。既能领悟"医易同源"的中医与文化、哲学的关系,又能利用阴阳交感的机制培养学生在工作和生活中辩证看待问题、处理问题的能力。

二、案例教学设计与实施

（一）课前

明确学习目标,课前预习中国大学 MOOC 平台本团队建设的国家级线上一流本科课程"中医基础理论"阴阳学说的相关知识,展开思考,培养学生的自主学习与独立思考能力。

（二）课中

1. 阴阳交感理论阐释 教师采用演示讲授法综合 PPT 等手段,阐释泰卦与否卦的内涵,引入阴阳交感理论。重点讲述阴阳交感是天地万物化生的基础。通过创设气候变化等生活情境,进一步加深对阴阳分类及阴阳交感的理解。

2. 阴阳交感的临床应用 通过介绍治疗心肾不交运用交泰丸的案例,加深学生对人体阴阳交感的意义等知识要点的理解。培养学生将中医基础理论知识转化为临床应用的能力。

（三）课后

设置小组活动"收集《易经》中与阴阳学说基本内容相关的其他成语,进行阐释关联",培养自主学习能力与团队协作能力。

三、教学目标达成

（一）知识目标达成度

阴阳交感是阴阳学说基本内容的第一个方面,通过生动有趣的经典导入让学生更加容易掌握阴阳交感的概念及内涵,为学习阴阳交感在临床中的应用打下基础。

（二）能力目标达成度

学会用阴阳交感的内涵解释临床心肾不交等医理;初步了解脏腑阴阳辩证思维;培养学生自主学习能力与独立思考能力。

（三）思政目标达成度

通过了解《易经》经典对中医文化与理论的影响,引导学生建立客观辩证的唯物主义精神;通过《易经》中成语文化内涵的延伸,培养学生文化自信、理论自信。

四、案例总结与反思

出自《易经》的成语有很多,但是有一些学生不知道是来源于此,正所谓"日用而不知"。谈到《周易》多会被里面的卦爻符号和辞迷惑,认为此书只是一部占卜之书,其实《周易》记录了大自然、气象、天文等变化,充满了辩证法思想,在各个领域应用非常广泛,而占卜吉凶只是其应用的一部分。所以要向学生普及传递一个观点,即学中医,联系《周易》是每一个中医学者的基本功,正所谓"医易同源",要取其精华。

案例四　整体思维阴阳兼调——张锡纯治疗小便不利

一、案例设计

(一)案例内容

张锡纯治沧州一刘姓老太,六十余岁,小便不利,周身水肿。前医诊断为水肿证,重用泻水逐饮的方法。患者服药自大便泻下水便数桶,一身肿尽消。但数日后水肿复发如故,再用上法,如此反复三次,患者已经表现出衰惫状态,并且此时小便已经癃闭,滴沥不出,则不敢再服前药。又找其他医生诊疗,都说患者生机全无,已经不能调治。后经张锡纯诊视其脉数而无力,按之即无。曰:脉数者阴分虚也,无力者阳分虚也。患者病机与阴阳两虚有关。

《内经》云:"州都之官,津液藏焉,气化则能出矣",水饮经三焦传输必借助气化才能流通,最后才能渗入膀胱化为尿液。本患者阴阳俱虚,气化功能虚损,故小便滴沥全无。欲治此证,必须补助其阳气,增强气化功能,同时兼滋补阴气,以助正气恢复。

遂开了两个方子配合治疗,一方叫宣阳汤,以人参为主药,像太阳一样,以补行人体阳气;另一方叫济阴汤,以熟地黄为主,像月亮一样,滋补人体阴气。二方轮流服之,以象日月寒暑往来相感。患者小便直如泉涌,肿遂尽消,无他恙遂愈。

1.宣阳汤
(1)组成:野台参四钱、威灵仙钱半、寸麦冬六钱(带心)、地肤子一钱。
(2)主治:阳分虚损,气弱不能宣通,致小便不利。
(3)经典配伍:人参、威灵仙(辛咸温,趋向升浮,归膀胱经,祛风湿,通经络。善走不善守,性猛急,宣通十二经络)两药并用,张锡纯常用治气虚小便不利,效佳。

2.济阴汤
(1)组成:怀熟地黄一两、生龟板五钱(捣碎)、生杭芍五钱、地肤子一钱。
(2)主治:阴分虚损,血亏不能濡润,致小便不利。
(3)方解:阴分阳分俱虚者,二方并用,轮流换服,如上案所载服法,小便自利。

(二)案例所载知识内容

1.阴阳学说阐释人体的组织结构　《素问·宝命全形论》说:"人生有形,不离阴阳。"

中医根据不同部位、功能特点对人体脏腑、经络、形体组织等划分阴阳。此病案中主要涉及人体物质阴阳的划分,其中精、津液、血液相对有形为阴,气相对无形且主动为阳。

2. 阴阳学说概括人体的生理功能 《素问·阴阳应象大论》有言:"阴在内,阳之守也;阳在外,阴之使也。"此案例中涉及对人体阴阳功能的划分。人体内具有温煦、激发、推动等特性的物质和功能属于阳,阳气不足可致脉象无力;人体内具有凉润、抑制等特性的物质和功能属于阴,阴气不足可致脉象虚数。人体正常生命活动是阴阳对立制约又互根互用、阴阳调和的结果。

（三）案例所载思政内容

1. 医者仁心,大医精诚 张锡纯是近代中西医汇通学派的代表人物之一,其从业生涯不避劳苦,每遇疑难重证,查考书籍,一有定见,虽昏夜亦亲赴病家调治。即或病在不治,亦不肯懈怠,时人称之为一代大师,彰显大医精诚、医者仁心的情怀,是我辈学习的典范。

2. 攻克艰难,守正创新 张锡纯所著《医学衷中参西录》被称为医书中"第一可法之书",张锡纯被尊称为"中国近代医学第一人"。张锡纯衷中参西,悟透中医理论,他的医学经验,被后人称为"一学就会,一用就灵",为后学者学习中医理论和临床创新提供指导,为当下科研创新提供思路,是我辈守正创新的典范。

二、案例教学设计与实施

（一）课前

明确学习目标,课前预习中国大学 MOOC 平台本团队建设的国家级线上一流本科课程"中医基础理论"阴阳学说在中医学中的运用内容,并展开思考,提出问题。培养学生的自主学习与独立思考能力。

（二）课中

1. 用阴阳说明人体组织结构 引导学生回顾阴阳学说的概念、特性与分类,通过病例讲授,综合 PPT 等手段,重点讲解与本案例有关的组成人体的重要物质,如精、气、血液、津液,脏腑功能的阴阳划分。

2. 以阴阳为指导理解医案 通过张锡纯宣补阳气、滋补阴气,调理阴阳治疗小便不利的案例创设临床情境,在学习医案中加深学生对"阴在内,阳之守也,阳在外,阴之使也"等知识要点的理解。培养学生将中医基础理论知识转化为临床应用的能力。

（三）课后

设置小组活动"以小组为单位搜集一则体现中医阴阳失调的医案",培养自主学习能力与团队协作能力。

三、教学目标达成

（一）知识目标达成度

本节通过课前思考,课中回顾阴阳概念及特性归类,利用启发式案例教学,加深学生对于用阴阳阐释人体组织结构、脏腑功能的理解和掌握。

（二）能力目标达成度

通过张锡纯从宣阳滋阴来治疗水气不化之水肿病例，引导学生深入理解阴阳互根互用的道理；培养学生整体思维，初步了解阴阳辩证思维。

（三）思政目标达成度

1. 精进医疗素养，提高道德水平　通过介绍张锡纯成名之路，引导学生树立刻苦努力、自立自强的奋斗精神以及大医精诚的医学精神。

2. 弘扬中医文化，传承中医精粹　通过了解张锡纯衷中参西，汇通中西医的医学生涯及学术思想，培养学生中医文化自信、理论自信，以及科学创新思维。

四、案例总结与反思

中医学认为人体水液代谢是一个复杂的生理过程，需要肺、脾、肾、肝、三焦等脏腑的共同参与。学习此内容需要具备较完备的藏象理论知识做铺垫。此案例仅从阴阳二气气化的角度阐释津液在人体的代谢机制，能够帮助初学者在仅学习哲学理论的基础阶段就能与临床关联起来。充分体现出哲学对医学的指导作用，为同学们学中医首先学好哲学理论画出重点，指明方向。

案例五　以情胜情——中医文学典故蕴含的中医智慧

一、案例设计

（一）案例内容

范进是长篇小说《儒林外史》中的人物，是一名贫困书生，从20岁开始应考，一直不中，导致家里一贫如洗。他的老丈人胡屠户经常辱骂、数落这个女婿，邻居也都瞧不起他。终于，范进在54岁的那年考了广东乡试第七名亚元，京报连登黄甲。

范进的科举之路足足走了34年，在得知自己中举后，先是发出一阵怪笑，连连喊着，"太好了，中了！"随后身子一仰，牙关紧闭，竟人事不省！众人吓坏了，赶紧用热水把他灌醒。可范进醒了却"疯"了！他爬起来，拍着手大笑，"好！我中了！"，又往门外飞跑，一脚踩进水塘里，两手黄泥，头发跌散，遍身是水。大家想拉他，拉不住，他又跑往集市上去了。

邻居们商议后认为范进是"欢喜狠了，痰涌上来，迷了心窍"，应该找一个他平时最害怕的人，打他一耳光，吓唬他一下，那就好了。

最后请来了范进素日最害怕的老丈人——胡屠户。胡屠户凶神恶煞地走到范进跟前，大声喝道"畜生！你中了什么！"随后抽了范进一个大嘴巴。

范进被打晕了，渐渐醒过来后，神志恢复了正常。

另外，《儒门事亲·不寐》中亦载有一趣案"一富家妇人，伤思虑过甚，二年不寐，无药可疗。其夫求戴人治之。戴人曰：两手脉俱缓，此脾受之也。脾主思故也。乃与其夫，以怒而激之。多取其财，饮酒数日，不处一法而去。其人大怒汗出，是夜困眠，如此者，八、九日不寐，自是而食进，脉得其平"。

（二）案例所载知识内容

1. 五行学说指导构建天人一体五脏系统　五行学说哲学思想作为中医学主要的认识论，以五行特性类比五脏的生理特点，进而关联五志，以五行的生克制化理论来阐释人体的生理功能。

2. 五行理论指导形神一体观　"心志喜，肺志忧，脾志思，肝志怒，肾志恐"，体现了在五行理论指导下的机体生理与心理相统一的关系。心理活动"神"的产生变化均与脏腑气血等"形"的功能变化相关，体现了中医"形神合一"的整体观。

3. 五行相胜指导情志治病　五志归属于五脏，《素问·阴阳应象大论》曰："人有五脏化五气，以生喜怒悲忧恐。"调节情志能够调节脏腑，《素问·五运行大论》有云"怒伤肝，悲胜怒""喜伤心，恐胜喜""思伤脾，怒胜思""忧伤肺，喜胜忧""恐伤肾，思胜恐"。本案例中利用五行相克中以情胜情的原理，达到治疗的目的。

（三）案例所载思政内容

1. 体悟形神一体，培养健全人格，医者仁心，治病先治心　中医在养护生命健康的过程中，除了强调脏腑、精气等形体物质上的调养，也非常重视精神方面的调理。面对深刻复杂变化的当今世界，中医形神一体观能够为处于疑惑、彷徨经历中的群体提供借鉴，引导学生建立积极健康的心态。医生在治病过程中，不仅是治疗病人的身体疾病，更是治疗病人的心理和精神状态，帮助病人恢复健康和生活的信心。

2. 增强中医理论自信，培养文化自信　通过学习蕴含中医哲学五行理论的名医医案，增强学生中医理论自信以及文化自信。

二、案例教学设计与实施

（一）课前

明确学习目标，课前预习中国大学 MOOC 平台本团队建设的国家级线上一流本科课程"中医基础理论"五行学说的内容，了解五脏功能关系、五脏病变相互影响的机制，思考情志相胜治病的五行理论依据，培养学生的自主学习与独立思考能力。

（二）课中

回顾五行相生相克、五行在说明五脏功能及其关系中的应用。教师采用演示讲授法综合 PPT 的手段，讲述五脏与五志的关系，为以情胜情做好理论铺垫。通过范进中举的案例，加深学生对情志致病，情志相胜治病等知识要点的理解。培养学生将中医基础理论知识转化为临床应用的能力。课堂最后以归纳法总结五行学说在中医学中的运用，再次简要强调本节重点。

（三）课后

设置小组活动"以小组为单位搜集一则体现中医情志治病及治疗的医案"，培养自主学习能力与团队协作能力。

三、教学目标达成

(一)知识目标达成度

1.通过学习五行学说在中医学中的应用,结合临床回顾五行的生克制化概念,初步了解五行学说的应用。

2.掌握依据五行学说指导确定"虚则补其母,实则泻其子""抑强扶弱"治则的应用。

(二)能力目标达成度

熟悉五行与五脏及治法治则之间的关系,能够运用五行生克制化描述情志相胜的关系,使学生建立整体思维,初步了解脏腑辨证思维,培养学生自主学习能力与独立思考能力。

(三)思政目标达成度

通过情志致病的典故与案例,引导学生建立健康的生活观、心理观。通过以情胜情治病的事迹,培养学生中医理论与文化自信,提高学生独立思考能力。

四、案例总结与反思

(一)可以结合案例进行假设讨论

如"范进若生活在现代,其结局会是怎样?"增加课堂的活力与趣味性,让同学们在更丰富的情境中对本节知识加深印象。

限定主题主要围绕两个方面:一是中医情志相胜治病的特点与优势,二是对自己以后生活有何指导借鉴。

(二)以情胜情法是中医心理治疗学中最具特色的一部分

中医大量以情胜情的案例,充分体现了医生对病人的全面关注和深切关怀,使学生树立以人为本观念,培养学生医者仁心及职业价值感和使命感。

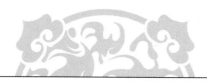

第三章 藏 象

中医藏象学以系统整体观为指导，主要采用司外揣内的方法，通过人体外部的生理、病理征象来探索内在脏腑功能活动规律，实现了在认识上从实体结构到综合功能的转变，建立基于"天人合一"的"五脏系统模型"的藏象理论，进而全面阐述了人体的生理和病理现象。

本章从藏象的基本概念，藏象学说的形成和特点，各脏腑的生理功能、特性和生理联系等方面，阐释了中医学特有的以五脏为中心的人体功能系统的基础理论知识。

一、教学目标

（一）知识目标

1. 掌握藏象的基本概念，脏、腑、奇恒之腑的生理特点。

2. 掌握五脏的生理功能，生理特性，藏神，与志、形、窍、液、时的系统联系。掌握六腑的生理功能和生理特性。

3. 熟悉脑、髓和女子胞的生理功能。熟悉脏与脏、脏与腑、腑与腑、脏与奇恒之腑之间的关系。

4. 了解藏象学说的形成和特点。了解心包和命门学说的梗概。

（二）能力目标

1. 通过对"象"内涵的学习和体悟，明白观象明理、得象悟道是学习中医的基本功。

2. 进一步培养中医学整体思维能力、创新思维能力。

3. 通过对生活中"以表知里"的探讨，开拓思路，加深对整体观念的理解。

4. 通过对脏腑功能的学习，能够初步分析疾病的表现和机制，对中医以五脏为中心的功能体系有清晰、明确的认识。

（三）思政目标

1. 通过藏象学说在临床应用中的显著疗效，坚定中医自信，培养热爱中医、立志传承与发展中医。

2. 学习大医严谨求实的诊疗医风，仁爱奉献的高尚医德。

3.通过历代医家对藏象学说理论的创新,激发科研创新思维。

4.感悟名医爱国爱党的信仰,点燃爱国情怀。

5.关注学生心理健康,助力学生阳光成长。

6.学思践悟,强化中医思维的培养。

二、相关知识板块的思政元素分析

(一)名医医案显奇效,坚定中医文化自信

张锡纯从"胃气不降"诊治疑难病症、国医大师张磊教授基于肺主通调水道理论诊疗癃闭、国医大师邓铁涛从脾胃论治重症肌无力等案例效如桴鼓,卓越疗效有力地激发学生对中医学的兴趣与热爱,坚定中医文化自信。

(二)医术精益求精,医德惟仁惟本

张锡纯诊疗病证精益求精,为医者树立了典范;施今墨先生献方益肾强身丸和防衰益寿丸福泽百姓;国医大师邓铁涛救治患者尽显医者仁心;"脾胃国手"李振华论治脾胃病彰显扶危救困苍生大医,以名医为榜样、厚植学生"大医精诚"的职业使命。

(三)承古拓新,发展与创新中医药

党的二十大报告提出:"促进中医药传承创新发展。"习近平总书记指出:"积极推进中医药科研和创新,注重用现代科学解读中医药学原理,推动传统中医药和现代科学相结合、相促进,推动中西医药相互补充、协调发展。"为新时代中医药事业高质量发展指明了方向。

国医大师邓铁涛基于中医脾胃理论,主持"重症肌无力的临床和实验研究"的国家"七五"攻关项目,揭示了重症肌无力的中医辨证论治规律;"清肺排毒汤"古方新用、创新组合,体现出了传承中医精华的强大生命力;"四季脾旺不受邪"的现代免疫学研究、三焦形质部位及功能的探索等案例,激发同学们对中医药科研创新、新药研发的追求,在继承的基础上,立志发展与创新中医药。

(四)忠于党的领导,点燃爱国情怀

从环保角度看肺为娇脏案例体现了党与国家对人民健康的重视与保护,有助于学生爱党、爱国,树立民族自信。施今墨先生将抗衰老药方作为庆祝国庆十周年的献礼免费献给国家,悠悠报国情将激励与鼓舞青年学子热爱国家。恰如自成系统的中医理论体系,我国的发展也是在中国共产党的带领下走出了一条独具特色的社会主义道路,引导学生坚定党的领导,坚定发展中国特色社会主义道路。

(五)"学思践悟",培养学生中医思维

张锡纯创制镇肝熄风汤,方中顺应脏腑特性用药,体现了张锡纯用药灵活多变的特点,培养学生建立取象比类、天人合一的思维方式。增强了学生对中医学理论的认知能力,并能逐渐运用和把握中医学特有思维方法,实现由"授人以鱼"到"授人以渔"的转变。

(六)关注大学生心理健康

疏肝解郁经典方剂"逍遥散"案例,培养学生自信、理性和平、积极向上的心态,在对

话中找到解决问题的方法,增强克服挫折和困难的自信心。

案例一　邓铁涛用点舌法治心力衰竭危急重症彰显中医疗效

一、案例设计

(一)案例内容

新中国成立以前,中医利用家庭病床的形式以治疗急危重症。新中国成立以后西医医院发展很快,加上公费医疗,危重病人便多由西医处理,因为中医医院既少又小,于是中医便失去治疗急危重症的机会。二三十年来中医治疗急危重症技术得不到发展,并有失传之风险。发掘、总结以提高治疗危重症之水平,实为当务之急。

有人认为治急症,没有剂型改革不行,把注意力放在等候注射中药的发明上。改革剂型不是不重要,这是振兴中医必不可少的工作之一。但不能等待剂型改革才去治疗急症,相反,应以治疗急症的成果促进剂型改革。

治急症要注意中医的综合治疗,即针灸、按摩、刮痧、挑治、外洗、外贴、灌肠等治疗手段都应加以运用。另外还可以灵活使用传统之方药。我对于吞咽反射消失的病人,往往采用点舌之法救治,有时收到较理想之效果。所谓"点舌"之法,就是用紫雪丹、至宝丹、安宫牛黄丸、苏合香丸或含有冰片、麝香、牛黄的丸散点放舌上,从舌上吸收,能达到醒脑恢复吞咽的作用,为口服中药治疗打开大门,当然,这些丸散也是治疗之重要药物。

几年前我们附属医院收治一例心肌梗死合并心律失常、心衰、感染的患者,病人已昏迷,吞咽反射消失,我诊断为真心痛合并暑入心包之证,急用至宝丹一枚水溶,用棉签醒点舌上,不停地点,当丸药厚铺舌面,则用开水点化之,化薄后继续点药。约半小时,患者已有吞咽反射,取得口服中药之可能。口服处方:高丽参炖服;清暑热兼活血之剂。第二天病人清醒但突然腹胀甚,经用冬青油外擦及置放肛管排气等处理无效,急用大黄煎水灌肠而解,证明患者既有心脏之本病又有暑热食滞之标证,其后连用四五枚至宝丹,曾用生脉散注射液一次及西医治心肌梗死之常法,结果抢救成功,步行出院。(选自《邓铁涛医话集》)

(二)案例所载知识内容

1. 心主神明　心主神明,指心具有主宰五脏六腑、形体官窍等生命活动和意识、思维等精神活动的功能。人体的脏腑、经络、形体、官窍,各有不同的生理功能,但都必须在心神的主宰和调节下分工合作,共同完成整体生命活动。复杂的精神活动也是在"心神"的主导下,由五脏协作共同完成的。

2. 心在窍为舌　指舌为心之外候,也称"舌为心之苗"。心的经脉上通于舌,舌主司味觉和语言,均有赖于心主血脉和藏神的生理功能。本案例以点舌法治心力衰竭危急重症,很好地诠释了心在窍为舌的理论。

(三)案例所含思政元素

1. 坚定中医理论自信　《黄帝内经》已明确认识到心神主宰人的精神、意识、思维活动,还明确指出心在窍为舌。基于以上中医理论,邓铁涛教授以点舌法治一例心肌梗死合并心律失常、心力衰竭的患者。患者已昏迷,吞咽反射消失,属危急重症,取得了显著疗效。该案例能使学生深刻领悟到中医理论指导临床治疗的价值,能够坚定中医理论自信。

2.励志传承与发展中医　国医大师邓铁涛教授指出:新中国成立以后西医发展很快,危重病人便多由西医处理,中医便失去治疗急危重症的机会。中医治疗急危重症的技术得不到发展,已有失传危险。本案例激发当代学子以传承发展中医为己任,认识到通过针灸、按摩、刮痧、灌肠等综合手段能够在危急病症中发挥满意疗效。

二、案例教学设计与实施

(一)课前

明确学习目标,课前预习中国大学 MOOC 平台本团队建设的国家级线上一流课程"中医基础理论"五脏之心的内容,并展开思考,提出问题。培养学生的自主学习与独立思考能力。

(二)课中

心主神明、心在窍为舌:重点讲述心主神明的内涵,从文化背景、理论基础、病理表现、临床应用、方药验证、现代研究等方面使学生能够理解中医心主神明的含义。从经脉联系、生理关系与病理联系方面讲解心在窍为舌与心主神明的关系。通过邓铁涛教授基于中医心藏象理论,以点舌法治疗危重的昏迷患者,在医案中加深学生对心主神明、心在窍为舌的知识要点的认可和理解。通过医案情境培养学生将中基理论知识转化为临床应用的能力。

(三)课后

布置作业:查阅速效救心丸的服用方法,说明其中体现的中医理论,以个人作业形式上传课堂派,培养学生自主学习能力。

三、案例预期效果

(一)知识目标达成度

心主神明、心在窍为舌是藏象学说的重点与难点学习内容。课程中将心主神明的内涵和生理效应、病理表现等主要内容层层分析,并结合国医大师的医案,加深了学生对知识点的理解,顺利完成预设的知识目标。

(二)能力目标达成度

通过本医案能够培养学生的辨证思维能力和临床诊疗技能。通过线上预习与布置课后查阅的练习,能够培养学生自主学习能力。

(三)思政目标达成度

1.坚定中医理论自信　通过邓铁涛教授基于中医心主神明、心在窍为舌的理论,以点舌法救治危急重症,使学生深刻领悟到中医理论的临床价值,坚定了中医理论自信。

2. 立志传承发展中医事业　通过邓铁涛教授指出中医在急危重症诊疗中的薄弱地位,以及中医治疗急危重症的技术可能有失传的危险,激发当代学子以传承发展中医为己任,使中医药能够在当代中医人的努力下,在急危重症诊疗中也发挥作用,造福患者。

四、案例总结与反思

本次授课内容为心主神明、心在窍为舌的理论,引入国医大师邓铁涛教授以点舌法救治昏迷危急重症的案例,在案例情境中加深同学们对心主神明这一知识难点的理解,以及对临床的指导意义。

本案例明确体现了中医理论自信,且邓铁涛教授关于中医在危急重症领域发展的教诲及期盼也进一步坚定了学生热爱中医、传承与发展中医的信念。

案例二　从环保角度看肺为娇脏

一、案例设计

（一）案例内容

材料1:西安市大气 PM 2.5 短期暴露对小学生肺功能的影响。目的:探讨西安市大气 PM2.5 短期暴露对小学生肺功能的影响,为空气污染治理及保护儿童健康提供科学依据。方法:于2017 年在西安市雁塔区(轻污染区)和莲湖区(重污染区)2 个国家监测点内各选择 1 所小学(A 校与 B 校),采用整群随机抽样方法抽取三至五年级小学生,分别于采暖前后开展一次肺功能检测。同时收集检测当天及前 29 d 的 PM2.5 日均浓度,采用多元线性回归分析 PM2.5 暴露对小学生肺功能指数的影响。结果:2 所小学采暖期PM2.5 的日均浓度分别为132.80 微克/立方米和110.00 微克/立方米,均超过二级浓度限值;采暖期 PM2.5 的日均浓度均高于非采暖期($P<0.05$)。在控制性别、年龄等影响因素后,PM2.5 暴露对 B 校学生肺功能指数用力肺活量(FVC)和第一秒用力呼气量(FEV_1)的影响有统计学意义($P<0.05$),采暖期肺功能指数 FVC 相较于非采暖期平均降低 0.080,肺功能指数 FEV_1 平均降低 0.056;PM2.5 暴露对 A 校学生肺功能指数的影响无统计学意义。结论:大气 PM2.5 短期暴露对处于重污染区的 B 校小学生肺功能指数有影响,相关部门应针对重点区域加大空气污染治理力度。

材料2:习近平总书记强调:“应对雾霾污染、改善空气质量的首要任务是控制PM2.5”“还老百姓蓝天白云、繁星闪烁”“环境就是民生,青山就是美丽,蓝天也是幸福”。新时代十年来,我国聚焦问题抓要害,找准病根开药方,接连实施大气污染防治行动计划、打赢蓝天保卫战三年行动计划,成为全球第一个全面治理 PM2.5 的发展中国家。新时代十年来,一系列顶层设计和制度安排陆续推出,调整产业、降尘控车、压减燃煤、联防联控等举措力度空前,为人民群众呼吸清洁空气保驾护航。我国空气质量发生了历史性的变化,创造了世界特大城市大气污染治理的奇迹。“党的十八大以来,我国在大气污染防治领域实现了一系列历史性变革,成为世界上治理大气污染、改善空气质量速度最快的国家,也为全球环境与气候治理贡献了中国智慧、中国方案。"党的二十大报告深刻阐述了人与自然和谐共生是中国式现代化的重要特征,提出"尊重自然、顺应自然、保护自然,是全面建设社会主义现代化国家的内在要求"的重要论断。我们要全面贯彻落实党的二十大精神,持续深入打好蓝天、碧水、净土保卫战,努力推动绿色发展、促进人与自然和谐共生。

（二）案例所载知识内容

肺为娇脏司呼吸:肺有清虚娇嫩,易受邪袭的生理特性,故称肺为娇脏;肺呼浊吸清,担当着维持机体"新陈代谢"的作用。本案例显示大气PM2.5短期暴露就可以对小学生肺功能指数产生影响,体现了天气通于肺,肺不耐邪气、易受邪袭的生理特性。

（三）案例所含思政内容

1. 爱护自然环境,树立健康观念　本案例结果显示大气PM2.5短期暴露对小学生肺功能指数有影响,提示我们爱护自然环境的重要性。肺为娇脏,天气通于肺,空气污染将影响肺的呼吸功能。因此,洁净空气,保护环境尤为重要。此案例的展示能够使学生进一步深入理解天人相应,自觉爱护自然环境,也能够警醒学生树立良好的健康观,爱护肺脏,重视健康。

2. 响应中国共产党号召,推动绿色发展　我国在治理空气污染方面做出了大量工作,也取得了良好成绩,成为世界上治理大气污染、改善空气质量速度最快的国家。习近平总书记强调"绿水青山就是金山银山",此案例体现着党与国家对人民健康的重视与保护,将激发学生爱党、爱国之情,并以习近平总书记的指示为引领,以自身行动努力推动绿色发展。

二、案例教学设计与实施

（一）课前

明确学习目标,课前预习中国大学MOOC平台本团队建设的国家级线上一流课程"中医基础理论"五脏之肺的内容,并展开思考,提出问题。培养学生的自主学习与独立思考能力。

（二）课中

1. 案例引入与启发思考　以西安市大气PM2.5短期暴露对小学生肺功能的影响,以及《人民日报》习近平总书记强调:"应对雾霾污染、改善空气质量的首要任务是控制PM2.5"的论述为引入,提出问题"五脏之中,何脏为娇脏呢?"以问题为导向,启发学生自主学习与独立思考,使课程具有创新性、高阶性和挑战性。

2. 基于同学的问题展开演示讲授　详细讲解肺为娇脏的概念和重点难点内容,并配合图示讲清难点。

3. 创设生活情境加深对肺为娇脏的理解　通过展示空气污染以及二手烟的生活情境,加深学生对肺为娇脏,天气通于肺的理解。由此启发学生认识到爱护环境,并劝导家人戒烟,爱护环境,守护健康。

（三）课后

布置问题：设置问题"肺为娇脏，临床诊疗肺系病证，用药有何注意事项？"培养学生独立思考能力与查阅资料的能力。

三、案例预期效果

（一）知识目标达成度

肺为娇脏是肺的生理特性之一，属于重点的学习内容。在理论阐释的基础上，通过案例引入、生活情境展示，使学生能够很好地掌握肺为娇脏的概念与机制，熟悉肺为娇脏、司呼吸理论的临床指导意义。

（二）能力目标达成度

通过某项大气中 PM2.5 短期暴露对小学生肺功能影响的研究，结合创设生活情境展示空气污染与二手烟对肺脏的危害，能够培养天人一体的整体思维，通过课前预习与课后问题思考，能够达成学生自主学习能力与独立思考能力。

（三）思政目标达成度

案例体现出爱护自然环境的重要意义，以及党和国家对人民健康的保护，正与肺为娇脏的中医理论相呼应。学生能够感悟中医理论的宝贵价值，建立中医自信；在国家对空气污染的大力治理取得的成效中，激发学生爱党、爱国之情，树立民族自信；深入理解肺为娇脏的理论以及天人相应的整体观后，更能够加入蓝天、碧水、净土保卫战，促进人与自然和谐共生。

四、案例总结与反思

肺为娇脏是中医学原创的理论，案例中大气 PM2.5 短期暴露对小学生肺功能影响的研究也验证了肺为娇脏的理论，能够加深学生对中医理论的理解和认可。中医先贤早在数千年前就认识到肺为娇脏，培育学生的"理论自信与中医自信"。我国大力治理空气污染，守护人民健康，将激发学生的民族自信并引导学生从自身做起，爱护生活环境，共筑人类健康。

此课程思政案例对学生的影响不限于课堂，而是能够渗透到学生的生活方式中，例如戒烟、爱护环境，从而爱护肺脏，守护健康。

案例三 提壶揭盖效如桴鼓——国医大师对肺通调水道的临床应用

一、案例设计

（一）案例内容

1978 年，我曾治愈一例小便点滴不通的患者，患者为 6 岁半的女孩，某日白天去电影院看电影,上下集,时间较长,正在高潮时,欲解小便,其小姑(年龄也不大)让她憋住,到实在憋不住时,其小姑带她出去小便,因急于看电影,未去厕所,在墙角处,小便尚未解出,其小姑连催促带吓唬,小便未能排出,又继续看电影。电影结束回家后,小便点滴不出,痛苦不堪,先请某中医用通利之剂无效,遂紧急入某院住院,先用呋塞米针剂无效,继给导尿,得以缓解,但导尿管一拔出,仍点滴不出,用了许多药皆无效,并拍了 X 光片,未见异常。十余天来,医生愁,病家忧,束手无策。一天由别人引荐,患儿父亲到我家,叙述经过,我亦奇之,从未治疗过这样病症,寻思其理,可能为肺气壅滞,肝失疏泄,而致气机升降失常,膀胱气闭,小便不通,属癃闭证。应用提壶揭盖法治之,以冀"上窍开,下窍泄",也是"欲求南风,先开北窗"之意。方用麻黄 3 g,杏仁 6 g,升麻 4.5 g,柴胡 3 g,生白芍 9 g,牛膝 9 g,生甘草 3 g,水煎服,嘱其服药后约 10 分钟探吐,并嘱其先把导尿管拔出,以驱药效。过了两天,其父又来我家,问其服药情况,他说药尚未服,怕拔掉导尿管,医生批评。我说很简单,医生若问责,就说孩子小不懂事,没注意,她把导尿管拔掉了。他回去按照我的意见服药,出乎意料的是,当即尿如泉涌,来不及去厕所,裤子湿了一大片,从此不再导尿了。这药是偷着吃的,住院医生还以为是他们治好的,观察数日,出院回家。
(选自《名老中医之路续编 第 3 辑》)

(二)案例所载知识内容

1.肺主通调水道　肺主通调水道指通过肺气宣发肃降对体内水液的输布、运行和排泄具有疏通和调节作用。本医案中患者出现癃闭证,正是由于肺气壅滞,肝失疏泄,而致气机升降失常,膀胱气闭,小便不通。

2.水液代谢失常的治疗思路　临床上对津液输布失常的痰饮、水肿等病证,可用"宣肺利水"和"降气利水"治法进行治疗。本案例治疗患者的小便不通,正是采用独具象思维特色的提壶揭盖法,效如桴鼓,体现了中医药诊疗的独特魅力和显著疗效。

(三)案例所含思政元素

1.坚定文化自信与专业自信　医案体现的肺主通调水道理论的应用,显示了中医辨证论治的显著疗效。癃闭有多种病机,由肺气郁闭所致者,当用提壶揭盖法,服药后当即尿如泉涌。这样的卓越疗效将有力地激发学生对中医学的兴趣与热爱,有助于学生"理论自信""中医自信"的建立。

2.坚持守正创新,用现代科技解读中医药　不同于传统西医认为肺单纯的属于呼吸系统的认识,中医学早在数千年前就已经在临床诊疗中总结出了肺主通调水道的理论,而这一理论与现代医学的研究相符,即现代医学也认识到肺不仅是一个呼吸器官,也是一个具有高度代谢活性的器官。由此可见中医理论的超前性与科学性。

二、案例教学设计与实施

(一)课前

明确学习目标,课前布置预习中国大学 MOOC 平台本团队建设的国家级线上一流课程"中医基础理论"肺主通调水道内容,并展开思考,提出问题。培养学生的自主学习与独立思考能力。

（二）课中

从"理论—经典—临床—创新"四方面创建情境,讲解肺主通调水道的概念、机制、理论源流、临床应用与科研创新。

1.肺主通调水道的理论阐释　介绍肺主通调水道的概念后,从宣发与肃降两方面讲解肺主通调水道的机制与生理效应。以生理作用为基础,引导学生分析肺失通调水道的病理。诊疗方面创设提壶揭盖的生活情境,取象比类,使同学领悟宣肺利水的机制与应用,并结合生活实例,深入浅出使学生理解中医思维方式象思维的应用。

2.肺主通调水道的经典解读　创设《黄帝内经》情境,从经典指导理论,结合中医基础理论阐释经典,使学生在经典情境中领悟肺主通调水道的作用。

3.肺主通调水道的临床应用　以国医大师的医案为引入,创设医案情境,从临床印证与诠释肺主通调水道理论,培养学生中医临床辨证思维。以中医药诊疗的显著疗效,点燃同学们学习中医的激情,坚定传承中医的志向,培育学生"理论自信与文化自信"。

4.肺主通调水道的科研创新　创设动物实验科研情境,结合家兔实验验证肺气宣发肃降影响水液代谢,并推送相关科研文献,启发同学们的科研创新思维。以习近平总书记的指示为引领,培养学生践行"守正创新,大医精诚"的使命担当。

（三）课后

1.设置小组活动　以小组为单位搜集一则与肺主通调水道有关的医案并讨论,培养团队协作能力。

2.布置作业　设置启发性思考题"所有的小便不利都可以采用提壶揭盖法治疗吗?"培养学生思考能力与批判精神。

三、案例预期效果

（一）知识目标达成度

肺主通调水道是肺的主要功能之一,属于重点与难点的学习内容。通过理论阐释、经典解读、临床医案验证以及科学实验验证,学生能够很好地掌握肺主通调水道的概念与机制,熟悉肺主通调水道的临床应用。

（二）能力目标达成度

通过国医大师张磊教授的医案分析,结合创设生活情境展示提壶揭盖法象思维的应用,能够培养象思维、整体思维与临床辨证思维。

（三）思政目标达成度

在医案所体现的中医理论的学习中,学生能够感悟中医理论的宝贵价值,能够建立理论自信与中医自信。国医大师的医案展示首先引起学生们的兴趣,其显著的效果将极大地激发学生的热爱,顺利实现了思政育人目标。

四、案例总结与反思

肺主通调水道是中医学独具特色的中医理论,因此相比较肺主呼吸,学生对于肺主通调水道理论难以从生活常识知识进行理解,具有一定难度。脱离了临床的中医理论是抽象而难以理解的,必须在临床中诠释。恰当合适的医案可以帮助学生在临床情境中理解理论的机制与应用。

国医大师张磊教授诊疗肺气壅闭所致的癃闭,全面且恰当地体现了肺主通调水道的机理与应用,很好地帮助同学们进行了知识建构。医案所反映的中医理论价值及医案的显著疗效也培育了学生的理论自信与中医自信,激发了学生对中医药事业的热爱和坚定"大医精诚"的医学使命。

案例四 从"清肺排毒汤"的应用看中医理论传承与创新

一、案例设计

(一)案例内容

习近平总书记在2020年6月2日组织召开的专家学者座谈会上发表重要讲话,明确指出:"中西医结合、中西药并用,是这次疫情防控的一大特点,也是中医药传承精华、守正创新的生动实践。"国家卫生健康委员会、国家中医药管理局推荐使用的抗疫利器"清肺排毒汤"成为使用面最广、使用量最大的方剂,彰显了中医药的特色和优势,充分体现了中医药"传承精华、守正创新"方向的正确性。

纵观本次疫情,寒湿入肺,痰饮郁结,出现气逆咳喘等症状;毒邪入里化热,壅遏于肺,肺失宣降所致发热、咳嗽等症状;湿邪入里,加之肺为水上之源,肺失宣降,水经不布,水湿内盛,以致脘痞,纳差,呕恶、便溏等胃肠道症状及普遍的舌苔厚腻。尽管病机复杂,但本病主要由"寒湿之邪"所致,寒湿病邪是核心病机。

"清肺排毒汤"是由中医典籍《伤寒杂病论》中的四首经方为主化裁而来:分别是清肺化热平喘的麻杏甘石汤、温阳利水化湿的五苓散、和解少阳郁热的小柴胡汤以及宣肺止咳化痰的射干麻黄汤。此方经过山西、河北、黑龙江、陕西四省救治确诊患者的临床观察,获得90%以上有效率之后,2020年2月6日国家卫生健康委员会、国家中医药管理局在全国推广使用,并作为治疗各型新冠病毒感染患者的唯一通用方,成为真正应对这次疫病有良好疗效的核心处方。截至2020年5月20日,纳入"清肺排毒汤"临床观察的10个省(不包括湖北省)66家定点医院1337例本土患者,1323例治愈出院(占98.95%),其中包括57例重型患者。且救治患者无1例轻型转为重型、普通型转为危重型,彻底实现了"病中防逆转",阻断了患者向重型、危重型转化;山西省报告显示"清肺排毒汤"治疗确诊和疑似病例都具有良好疗效,核酸转阴率达100%,至目前未见复发。有效地实现了"未病先防""既病防变""瘥后防复发"。

(二)案例所载知识内容

1. 肺主气,司呼吸 肺是人体气体交换的主要场所。通过肺的呼吸作用,不断吸入清气,排出浊气,实现体内的气体交换,保障新陈代谢的正常进行。肺主呼吸的运动依赖于肺的宣发和肃降运动。肺的宣发和肃降失常,可导致呼吸失常,出现胸闷、咳喘等症状。

2.肺主行水　肺气宣发和肃降作用推动和调节全身水液的输布和排泄。若肺的宣发或肃降失常,水道失于通调,均可导致津液代谢障碍,出现痰饮、尿少、浮肿等症。

（三）案例所含思政元素

1.传承精华,辨析核心病机　新型冠状病毒致病性强,又具有较强的变异性。病位首在肺,但会很快波及其他脏腑。寒湿入肺,痰饮郁结,肺失宣降,水津不布,出现气逆咳喘、胸闷的表现;湿邪困脾,伤及阳气,出现脘痞、纳差、呕恶、便溏等症状,确定本病的核心病机为"寒湿",针对病机确定治则、治法与方药,充分体现出中医学辨证求因的特色与优势,使同学们充分体会到中医的强大生命力。

2.守正创新,研制核心处方　"清肺排毒汤"是由汉代张仲景所著《伤寒杂病论》中的多个经典方剂优化组合而成的中药方剂,组方合理,切中病机。可用于治疗新型冠状病毒感染轻型、普通型、重型患者,在危重症患者救治中也可结合患者实际情况变通使用。作为此次抗击新冠病毒感染疫情通用方,该方契合新冠病毒感染寒湿疫的核心病机,同时又兼顾疫情的发生、发展、传变与转归,临床证实其安全有效,是中医辨病与辨证运用经方化裁的当代临床应用典范。通过此案例引导学生加深对中医药必须尊重疾病发病规律,做到"传承师古不泥古、创新发展不离宗"的认识。

3.增强中医药理论自信　该方在本次中西医结合救治新冠疫情过程中展现了中医药的独特优势。案例所体现的显著疗效,彰显中医药智慧,能够坚定学生树立中医理论自信,激发学生学习中医的热情和信念。

二、案例教学设计与实施

（一）课前

明确学习重点难点,课前布置预习中国大学MOOC平台本团队建设的国家级线上一流课程"中医基础理论"五脏之肺的内容,提出问题,以小组为单位汇总反馈给教师。培养学生的自主学习与总结归纳能力。

（二）课中

1.阐释肺主气,司呼吸的理论内涵　教师采用创设生活情境、提问等方法,阐释肺主气,司呼吸的生理病理表现。结合案例中新冠疫情轻型、普通型、重型患者的呼吸功能失常的表现来进行阐释,加深对基础理论的理解。

2.讲解肺通调水道理论的临床应用　通过举例"清肺排毒汤"的临床应用,加深学生对肺主行水、为水之上源等知识要点的理解。培养学生将基础理论知识转化为临床应用的能力。

（三）课后

指导学生利用图书馆或网络资源课后查阅肺呼吸功能失常的相关医案,以小组为单位展开讨论,培养学生查阅文献能力及小组协作的团队精神。

三、教学目标达成

(一)知识目标达成度

通过案例讲授及课后巩固学习,学生能够掌握肺的生理病理表现,通过引导同学们讨论和思考,加深学生对肺生理功能的理解。

(二)能力目标达成度

通过设置问题,结合生活情境、课堂案例讨论等,培养学生独立思考能力,能够利用所学基础知识分析疾病所出现的临床表现,深入理解肺生理功能的重要作用及临床指导意义。

(三)思政目标达成度

通过"清肺排毒汤"在救治新冠疫情过程中展现的中医药的独特优势,加强了同学们传承中医精华的使命感。引导学生认识到中医药必须尊重规律,培育了学生的理论自信与中医自信,树立了强大的专业自豪感。

四、案例总结与反思

肺主气司呼吸,通调水道是藏象学说的重要内容。课程内容以文字和PPT形式展示其生理病理表现,列举合适的医案并阐释其临床应用,帮助学生在临床情境中加深对基础理论的理解,增强了学生理论与实践相结合的能力。

肺主气司呼吸的功能学生易于接受,但是肺通调水道的功能较为抽象,学生理解相对困难。通过新冠疫情的典型表现,使学生能够在案例情境中加深对肺通调水道功能的理解和运用。

教师讲授结束,应针对本思政案例的教学情况进行反思,比如学生尚未学习中药学、方剂学的知识,对"清肺排毒汤"古方新用、创新组合的理解有一定欠缺。重点引导学生理解中医临证思维的精华所在,有是病、见是证、立是法、组是方、用是药。通过学生的参与及接受程度,适当调整教学设计方案,以期最大限度地达到润物无声的思政育人效果。

案例五 国医大师邓铁涛从脾胃论治重症肌无力,彰显大医精诚

一、案例设计

(一)案例内容

重症肌无力的治疗至今仍然是世界性的难题,也是一个高风险的病种。重症肌无力危象可多次发生,一次抢救成功则易,而第二、第三次抢救成功则难。针对重症肌无力危象,邓铁涛参与抢救过数百次。

2003年的4月,湖南安乡12岁男孩林林罹患重症肌无力,在某大医院上了呼吸机后

被告知救治无效。打听到邓铁涛擅治这种病,林林的父母将房产变卖,筹得仅有的 1 万元钱辗转找到广州中医药大学第一附属医院。经过 5 天的治疗,病情虽有好转,但 1 万元已告罄。拿什么来救自己的孩子? 4 月 17 日,绝望的父母冲入 ICU,拔下了林林身上的呼吸机套管和氧管,捏着孩子瘦削冰凉的小手,看着他艰难地睁开双眼后,无奈地准备离去。听到消息后,当时已经 87 岁的邓铁涛第一时间往 12 楼的 ICU 病房赶,进入监护室时,林林已奄奄一息,张着口努力地呼吸,气息将停。邓铁涛翻开被褥,发现孩子骨瘦如柴,不禁又急又心痛:"小孩瘦成这样,单靠药物哪能起作用?"说完,老人家马上拿出带在身上的 5000 元,叮嘱 ICU 护士长:"快到营养室买鼻饲食物,要保证每天所需能量,有胃气才能有生机。"他又对 ICU 主任说:"重上呼吸机,费用我先垫。"邓铁涛为林林免费提供中药"强肌健力口服液"鼻饲,还再三嘱咐医护人员要加强护理,给林林吸痰除痰,翻身拍背,清洁口腔,适当增加饮食量等。

孩子终于得救了。4 月 21 日,邓铁涛再次来到患儿床边。孩子看到了一位慈眉善目的老人,护士告诉他说:"这是你的救命恩人邓爷爷啊。"孩子的眼眶湿润了,插着气管无法说话,示意护士拿纸笔,歪歪扭扭地写了几个字:"邓爷爷,你为什么要救我?"邓铁涛倒一下子被问住了,"学雷锋,希望你长大报效祖国。"老人的话言简意赅,孩子领悟了。4 月 28 日,患儿林林脱离呼吸机。孩子的父母也回来了,一见邓铁涛,双双下跪,邓铁涛搀扶起孩子父母给予安慰。5 月 6 日,气管切口封上;5 月 12 日,转入普通病房;5 月 19 日患儿可以自行吞咽饮食;5 月 23 日拔除胃管,终于解除了鼻饲食物的痛苦,孩子吃饱饮足,此时体重已增加至 21 千克,可以步行活动。

邓铁涛以脾胃学说为指导,主持"重症肌无力的临床和实验研究"的国家"七五"攻关项目,1990 年通过国家技术鉴定,提出重症肌无力的主要病机为"脾胃虚损,五脏相关",治疗上应以补脾益损为主,拟定强肌健力饮(胶囊)为治疗重症肌无力的主方;初步揭示了重症肌无力的中医辨证论治规律,该成果获 1991 年度国家中医药管理局科技进步奖一等奖,1992 年度国家科技进步奖二等奖。(选自《走近国医大师》)

(二)案例所载知识内容

1. 脾主运化、在体合肉、主四肢　脾能将水谷精微吸收并转输至全身,以营养五脏六腑、四肢百骸,为维持人体的生命活动提供物质基础。全身肌肉有赖于脾胃运化的水谷精微的营养滋润,才能壮实丰满,发挥其运动功能。本案例中男童患重症肌无力正是由于脾胃虚损,而导致四肢营养缺乏,可萎废不用。

2. 脾胃为"后天之本"　脾胃为气血生化之源,后天之本。在生活及诊疗中注意保护脾胃,使脾气健运,则正气充足,疾病易好转、痊愈。

(三)案例所含思政元素

1. 坚定专业理论自信、临床自信　重症肌无力的治疗是世界性的难题,国医大师邓铁涛以脾胃学说为指导,从固护脾胃治疗本病,取得了显著的临床效果。案例所显示的显著疗效,能够坚定学生树立中医理论自信,激发学生热爱中医的信念。

2. 勇于创新的科研精神　国医大师邓铁涛基于中医脾胃理论,主持"重症肌无力的临床和实验研究"的国家"七五"攻关项目,揭示了重症肌无力的中医辨证论治规律,获

1991 年度国家中医药管理局科技进步奖一等奖等奖项。其科研精神和科研成果将潜移默化地影响学生萌发科研创新理想,点燃科研创新思维。

3. 医者仁心,大医精诚　在 12 岁男孩患重症肌无力,家属放弃治疗时,87 岁的邓铁涛教授第一时间自费垫资为孩子治疗。邓老一心为患者着想,不计较个人得失与安危,其大医精诚的医德将深刻影响学生,促进学生成长为医德为先的有用人才。

二、案例教学设计与实施

(一)课前

明确学习目标,课前布置预习中国大学 MOOC 平台本团队建设的国家级线上一流课程"中医基础理论"五脏之脾的内容,并展开思考,提出问题。培养学生的自主学习与独立思考能力。

(二)课中

1. 脾胃为后天之本、脾在体合肉的理论阐释　重点讲述脾胃为气血生化之源、为后天之本的重要意义,以及脾在体合肉、主四肢的生理效应与病理特点。并通过创设生活情境进一步加深学生对脾主运化的理解:通过角色扮演请同学模拟物流中心并扮演快递员,来模拟脾向各脏腑转输精、气、血等营养物质,以及脾为胃行其津液的作用,激发学生的学习兴趣。

2. 脾胃为后天之本、脾在体合肉的临床应用　通过邓铁涛基于中医脾胃理论诊治重症肌无力的典型医案创设临床情境,培养学生将中医基础理论知识转化为临床应用的能力。

(三)课后

设置小组活动:以小组为单位搜集一则体现中医诊疗顾护胃气的医案,培养自主学习能力与团队协作能力。

三、案例预期效果

(一)知识目标达成度

脾胃为后天之本以及脾在体合肉是藏象学说的重要内容。通过理论阐释结合国医大师的重症肌无力临床医案,能够加深学生对于脾胃为后天之本、脾主肌肉,以及中医在治疗时重视顾护脾胃的理解与思考。知识目标顺利达成。

(二)能力目标达成度

通过国医大师邓铁涛的诊疗医案能够培养学生的临床辨证能力。同时,通过对邓铁涛教授科研成果理论基础的讲解及成果展示,能够培养学生科研创新思维。

(三)思政目标达成度

1. 树立中医自信　通过国医大师邓铁涛基于中医脾胃理论治疗世界难题重症肌无力,培育了学生的理论自信与中医自信,树立专业自豪感。

2. 点燃创新思维　通过邓铁涛教授主持"重症肌无力的临床和实验研究"的国家"七

"五"攻关项目,获1991年度国家中医药管理局科技进步奖一等奖,点燃同学们的科研创新思维。

3. 培育医德医风,激发报国情怀　通过邓铁涛教授一心为患者,不计较个人得失,叮嘱孩子立志报国,激发学生无私奉献的精神,点燃爱国之情,培育大医精诚的职业道德。

四、案例总结与反思

本课程对于脾胃为后天之本以及脾主肌肉的理论,引入国医大师邓铁涛教授的诊疗医案,能够在案例情境中加深同学们对知识的理解和运用。在传统讲授法的基础上,以学生为中心,让学生以表演的方式创造脾运化水谷精微至全身脏腑的情境,激发学生的学习兴趣。

本案例蕴含着明确的脾胃为后天之本、脾主肌肉,以及养生与诊疗需要顾护脾胃的中医基础理论知识,能够加深同学们对知识的掌握;本案例还富含多角度的思政元素,如家国情怀、科研创新、中医自信、大医精诚等,能够润物无声地滋润学生的心田,以国医大师邓铁涛教授的医术和仁德作为榜样与引领,鼓舞学生学好中医,济世救民。

案例六 "脾胃国手"李振华论治脾胃病彰显扶危救困苍生大医

一、案例设计

（一）案例内容

李振华,全国首届国医大师,河南中医学院终身教授,主任医师。擅长治疗热性病、内科杂病,对脾胃病学说有卓越贡献,被中医学界公认为治疗脾胃病国手。他承担的国家"七五"重点科技攻关项目"慢性萎缩性胃炎脾虚证临床及实验研究",丰富和发展了中医脾胃学说。

1956年底到次年初,河南洛阳地区发生流行性脑膜炎。李振华老师与医疗队成员冒着大雪去抢救。一位32岁女患者患流行性脑膜炎,高热昏迷抽搐,病情严重。李老果断制止了用阿司匹林和中药辛温解表药的治法,改用清热解毒、熄风透窍之银翘散、白虎汤加减,加服安宫牛黄丸。第2天下午,患者清醒。李老又治疗了14个患者,全部治愈。之后李老先后治愈了近百例流脑患者,及时控制了豫西地区的疫情。

进入20世纪90年代,随着人们生活水平的提高,脾胃病又成多发病。李振华从此开始潜心钻研脾胃病的诊治。他在承担的国家"七五"科技重点攻关项目"慢性萎缩性胃炎脾虚证临床及实验研究"中提出,脾本虚证无实证,胃多实证;脾虚是气虚,甚则阳虚,脾无阴虚而胃有阴虚;治脾胃必须紧密联系肝;治脾兼治胃,治胃亦必兼治脾,脾胃病不可单治一方。基于这种理念,他坚持因虚治实、因实治虚、虚实交错和脾宜健、肝宜疏、胃宜和的治疗原则。温阳扶正法是他临床常用的基本治疗方法,他研制的香砂温中汤和沙参养胃汤,有效率达98.7%,治愈率达32%。在对他治疗的近千例慢性萎缩性胃炎患者的回访中发现,凡坚持服药者没有一例转为胃癌,这一奇迹打破了国外学者认为该病是"癌前病变""胃黏膜不可逆转修复"的论点,不仅通过了国家验收,而且被认为是一项具有国内外先进水平的科研成果。进入新世纪以来,他又承担了国家"十一五"重点科技攻关项目"李振华治疗慢性萎缩性胃炎临床经验评估"。到2010年12月底,有效率为98%以上,治愈率为74%。

李振华从教60余年,从医70余年,他一直秉承着"重医术更重人品"的行医准则,每时每刻都以患者为重。他不仅治学严谨、医术精湛,而且以身作则、务求必实,还教书育人、桃李满天下。

(二)案例所载知识内容

1. 脾胃水谷纳运协调 人出生后,生命过程的维持及其所需精气血津液等营养物质的生成,均依赖于脾胃运化的水谷精微。脾主运化,胃主受纳,纳运协调,维持着饮食物不断受纳、消化以及精微的不断吸收与转输过程。若脾失健运,可导致胃纳不振;胃纳不和,也可导致脾运失常,出现脘痞、腹胀、泄泻等脾胃失调病变。

2. 气机升降相因 脾胃居于中焦,脾气主升而胃气主降。脾胃之气升降相因,保证了饮食纳运的正常运行。若脾虚气陷,可导致胃失和降而上逆;而胃失和降,亦可影响脾气升运功能。

(三)案例所载思政元素

1. 扶危救困,彰显医人医心医国的苍生大医精神 李振华出生于河南洛宁县的中医世家。父亲是豫西名医,善治外感热病和内伤杂病。李振华教授一直秉承着家训"重医术更重人品"的行医准则,每时每刻都以患者为重。脾胃病成为多发病,李振华从此开始潜心钻研脾胃病的诊治,治学严谨、医术精湛,用仁心医术救人无数,被评为首届"国医大师"。彰显了用大爱护佑苍生的医者仁心。引导学生日后用实际行动践行"敬佑生命、救死扶伤、甘于奉献、大爱无疆"的新时代职业精神。

2. 勇于创新的科研精神 国医大师李振华教授主编《中国传统脾胃病学》,并承担了国家"七五"重点科技攻关项目"慢性萎缩性胃炎脾虚证临床及实验研究"课题。他辨治脾胃病提出"因虚致实,因实致虚,虚实交错"的病因理论和"脾宜健,肝宜疏,胃宜和"的治疗原则,并据此研发了香砂温中汤和沙参养胃汤,成果获河南省科技进步奖二等奖、河南省科技成果奖一等奖。其严谨的治学态度和执着的科研精神潜移默化地影响着学生,为学生日后进入学术研究领域奠定了基础。

二、案例教学设计与实施

(一)课前

课前布置预习中国大学MOOC平台本团队建设的国家级线上一流课程"中医基础理论"脏腑关系的内容,结合前期所学知识展开思考,提出问题并及时汇总反馈。培养学生的自主学习与独立思考能力。

(二)课中

脾胃关系的理论阐释:教师采用演示讲授法、PPT展示、课堂提问等方法,阐释脾胃关系及脾胃不和的生理病理表现。引入本案例阐述脾与胃之间的关系,同时结合生活中学生饮食失调,出现纳呆脘闷、恶心、呕吐、腹胀、胃痛、便秘等脾胃不和的自身体会,加深学生对脾胃关系的理解。

（三）课后

布置讨论作业,如运用藏象中所学习的脾胃知识分析自身、家人或朋友的身体状况,并展开讨论,在讨论中学会将理论知识运用于分析临证实际问题中。

三、案例预期效果

（一）知识目标达成度

通过课前发布预习,引导学生自主学习脾胃关系的学习要点。结合学生饮食失调导致脾胃不和的表现,引导学生进行总结和归纳。并布置启发性思考题,加深了学生对于脾胃关系的理论认识,以及中医在养生、治疗时重视固护脾胃之气的理解。

（二）能力目标达成度

通过国医大师李振华教授诊治脾胃病的临床特点和诊疗思路,使学生深入理解了脾胃调和的重要性,理解其理论内涵与临床应用。举例李振华教授的科研思路及获奖成果,引导学生夯实中医基础理论,培养科研创新思维。

（三）思政目标达成度

国医大师李振华教授治学严谨、医术精湛,用仁心医术救人无数,彰显了扶危救困的苍生大医精神,引导学生培养护佑苍生的精诚职业精神。

通过国医大师李振华教授承担国家"七五"重点科技攻关项目"慢性萎缩性胃炎脾虚证临床及实验研究"课题,打破了国外学者认为该病是"癌前病变""胃黏膜不可逆转修复"的论点,培育学生严谨的治学态度和执着的科研精神,激发同学们的科研创新思维。

四、案例总结与反思

对脾胃关系的阐释,引入国医大师李振华教授对脾胃病的认识及诊疗医案,在案例情境中加深同学们对脾胃水谷纳运结合、气机升降相因的理解,加深学生对中医学重视后天之本理论知识的理解和运用。

本案例思政元素丰富典型,如大医精诚、科研创新、文化自信等,能够如春风化雨一样渗透到学生的心中,引导学生培养仁心妙术的职业素质和科研创新精神。以振兴中医药立命,在中国式现代化新征程中展现中医学子的使命担当。

案例七 从现代科学研究看"四季脾旺不受邪"

一、案例设计

（一）案例内容

医圣张仲景首次提出:"四季脾旺不受邪,即勿补之。"（《金匮要略·脏腑经络先后病脉证治第一》），意即脾具有卫护机体的重要作用，脾气充盛，外则邪不可犯，内而疾不能传。仲景思想予后世医学以至远的影响，如金元时期李东垣对脾胃生理病理等深邃的理解与独到的认识，而成脾胃学说创始人。他进一步引由其义，"欲人知百病皆由脾胃衰而生也，毫厘之失，则灾害立生"。（《脾胃论·脾胃胜衰论》）"元气之充足，皆由脾胃之气无所伤，而后能滋养元气。若胃气之本弱，饮食自备，则脾胃之气既伤，而元气亦不能充，而诸病之所由生也。"《脾胃论·脾胃虚实传变论》重视脾胃在人体健康和疾病发生过程中的作用，精辟地作出"内伤脾胃，百病由生"的著名论断。同时，在医理方面亦提出"善治病者，惟在调和脾胃""治脾胃即所以安五脏"等对临床上治疗或预防疾病颇具指导意义的理论。李氏所论深得人们推崇并获公允。宗其观点，罗天益更直言："脾胃一衰，何病不起？"《卫生宝鉴·春服宣药辨》明确指出脾胃虚弱乃各种疾病发生的核心环节。

中医学的"脾"不是一个简单的解剖学概念，而是以整个消化系统为主体的旁纳部分血液、神经、内分泌系统等的功能单位。现代医学认为，脾是人体最大的淋巴网状内皮系统，可以产生具有重要免疫功能的淋巴细胞和浆细胞，仅由此而言，中医学的"脾"便有包涵免疫学的意味。现代科技的不断发展与进步，也为探讨中医理论提供了必要的方法与手段。

自仲景首倡"四季脾旺不受邪"以后，经历代医家不断发挥、补充，其理论体系日趋完善。现代免疫学技术在中医脾虚证研究中的具体运用，使人们更清楚地认识到，"四季脾旺不受邪"之论深蕴着现代免疫学思想。脾虚证与免疫器官、非特异性免疫、体液免疫、细胞免疫、细胞因子、分子免疫以及免疫遗传学等方面异常改变均有极为显著的相关性。可见脾虚时机体免疫系统功能低下，抵抗力减弱，故易罹患疾病且所患之病易发展、传变。事实上，大量研究早已表明补气健脾、温中健脾等治法均可增强体质，提高机体免疫力，降低发病率。以上研究不仅深化、丰富了"四季脾旺不受邪"理论的科学内涵，而且拓展了其外延，同时充分证明该理论具有坚实的现代免疫学基础。

（二）案例所载知识内容

1. 脾胃为"后天之本"　脾能将水谷精微吸收并转输至全身，以营养五脏六腑、四肢百骸，为维持人体的生命活动提供物质基础。人出生以后，生长发育等正常生命活动所必需的营养物质，主要来源于脾胃所化生的水谷精微。因此，"四季脾旺不受邪"的思想对中医养生和疾病防治具有重要意义。

2. 脾主四时　《素问·太阴阳明论》说："脾者土也，治中央，常以四时长四脏，各十八日寄治，不得独主于时也。"脾主四时，说明四时之中皆有土气，强调脾运化产生的水谷精微无时无刻不在输布到全身各处，从而使人体正气充盛，抵抗力强。《内经》以降，"四季脾旺不受邪"的思想影响深远。

（三）案例所载思政元素

1. 中医整体思维　通过中医学的脾和现代医学脾功能的对比，让学生体会到中医学的脾不是一个简单的解剖学概念，而是以整个消化系统为主体的旁纳部分血液、神经、内分泌系统等的功能单位，注重帮助学生建立整体思维，促使学生认识到脾在人体整体生命活动中的意义。

2.勇于创新的现代科研精神　现代研究表明,脾虚证与免疫器官、非特异性免疫、体液免疫、细胞免疫、细胞因子、分子免疫以及免疫遗传学等方面异常改变均有极为显著的相关性。结合脾的现代免疫学研究,培养学生科学的认识论和方法论,促其形成求真务实、开拓进取、勤奋钻研的精神,以及在坚守学术道德、弘扬学术诚信中不断更新知识结构,拓展知识视野的能力。

二、案例教学设计与实施

(一)课前

课前布置预习中国大学 MOOC 平台本团队建设的国家级线上一流课程"中医基础理论"五脏之脾的内容,并展开思考,提出问题并及时反馈。培养学生的自主学习与独立思考能力。

(二)课中

1.阐释"脾胃为后天之本""四季脾旺不受邪"的理论基础　教师采用讲授、PPT 展示、科研进课堂、教学案例等手段,阐释和归纳"脾胃为后天之本""四季脾旺不受邪"的理论内涵。进一步培养学生的中医整体思维模式,促使学生思考如何在实际学习过程中应用中医思维方法理解、掌握相关知识。培养学生将中医理论知识转化为临床应用的能力。

2.讲解脾的现代研究　通过案例中脾虚证与现代科学免疫器官、非特异性免疫、体液免疫、细胞免疫、细胞因子、分子免疫以及免疫遗传学等方面的关系研究,培养学生科学的认识论和方法论,拓展知识结构,拓宽科研思路。

(三)课后

设置小组活动,以小组为单位,查阅脾的现代研究相关资料,从现代医学角度认识脾的生理特性,培养自主学习能力与团队协作能力。

三、案例预期效果

(一)知识目标达成度

"脾胃为后天之本""四季脾旺不受邪"是中医藏象学说的重要内容。通过课前预习,课堂讲授,课下巩固学习,掌握"脾胃为后天之本""四季脾旺不受邪"的理论内涵。

(二)能力目标达成度

通过案例中脾的现代免疫学基础的展示和探讨,能够联系实际生活中常见的生理现象和病理变化,运用所掌握的知识分析脾胃功能失常的表现和机制。使学生理解中医学对人体脏腑功能活动的认识方法及中医学整体观念在藏象中的体现,牢固树立人是一个有机整体及天人相应的整体观念。

(三)思政目标达成度

从"四季脾旺不受邪"到脾的现代免疫学研究,使同学们清晰地认识到了中医药理论的科学内涵,启迪了学生的科研思维,能够促使学生形成开拓进取、勤奋钻研的科研精神。

四、案例总结与反思

"脾胃为后天之本""四季脾旺不受邪"是脾胃学说的重要内容。授课中列举合适的医案可以帮助学生在临床情境中加深对基础理论的理解,增强了学生灵活运用中医基础知识的能力。

授课过程中引入脾的现代免疫学研究进展,能够在案例情境中加深同学们对"脾胃为后天之本""四季脾旺不受邪"等脾胃理论知识的理解和运用。一方面帮助学生认识中医脏腑和西医脏器的区别,建立中医整体思维认知;另一方面结合脾的现代免疫学研究,培养学生科学的认识论和方法论,促使学生主动更新知识结构,拓展科研思路,很好地帮助了同学们进行了知识建构,在润物无声中最大限度地提升思政育人实效。

案例八 师古不泥古——张锡纯平肝降压神方"镇肝熄风汤"

一、案例设计

(一)案例内容

镇肝熄风汤是民国名医张锡纯所创名方,其组成为怀牛膝一两(30 g)、生赭石一两(30 g)、生龙骨五钱(15 g)、生牡蛎五钱(15 g)、生龟板五钱(15 g)、生杭芍五钱(15 g)、玄参五钱(15 g)、天冬五钱(15 g)、川楝子二钱(6 g)、生麦芽二钱(6 g)、茵陈二钱(6 g)、甘草钱半(4.5 g)。具有镇肝熄风,滋阴潜阳作用。本方证之病机为阴虚阳亢,肝风内动;立法以潜镇肝阳为主,兼以滋补肝肾。可用于阴亏阳亢,肝风内动者。患者症见头目眩晕,或目胀耳鸣,或脑部热痛,或心中烦热,或面色如醉,或时常噫气,或肢体渐觉不利,口角渐形歪斜;甚或眩晕颠仆,昏不知人,移时始醒;或醒后不能复原,脉弦长有力者。

张锡纯对此方的解释是:方中重用牛膝以引血下行,此为治标之主药。而复深究病之本源,用龙骨、牡蛎、龟板、芍药以镇肝熄风。赭石以降胃、降冲。玄参、天冬以清肺气,肺中清肃之气下行,自能镇制肝木。至其脉之两尺虚者,当系肾脏真阴虚损,不能与真阳相维系。其真阳脱而上奔,并挟气血以上冲脑部,故又加熟地黄、萸肉以补肾敛肾。从前所拟之方,原止此数味。后因用此方效者固多,间有初次将药服下,转觉气血上攻而病加剧者,于斯加生麦芽、茵陈、川楝子即无斯弊。盖肝为将军之官,其性刚果。若用药强制,或转激发其反动之力。茵陈为青蒿之嫩者,得初春少阳生发之气,与肝木同气相求,泻肝热兼舒肝郁,实能将顺肝木之性。麦芽为谷之萌芽,生用之亦善将顺肝木之性使不抑郁。川楝子善引肝气下达,又能折其反动之力。方中此三味,而后用此方者,自无他虞也。
(选自《医学衷中参西录》)

(二)案例所载知识内容

1. 肝主升发 肝主升发是肝重要的生理特性。指肝具有向上升动、向外发散,生机不息之性。类比春天树木的生长伸展和生机勃发之性。

2.肝为刚脏 "刚"为刚强、暴急之意。肝具有刚强之性,易亢易逆,具有刚强、急躁的生理特性。临床多见肝气上逆、肝火上炎、肝阳上亢、肝风内动等证型,从而出现眩晕、面赤、烦躁易怒、筋脉拘挛,甚至抽搐、角弓反张等症状。治疗多用疏肝补虚、泻火滋阴、以柔克刚等法,以合木之曲直特性。

（三）案例所含思政内容

1.师古不泥古,创制新方疗效卓著 张锡纯是我国近代著名医学家,主张中西医汇通,其著《医学衷中参西录》一书流传甚广。他深入研读中医经典,对中医肝病病机推崇刘河间将息失宜、心火暴甚、肾水虚衰之论。水虚不能涵木制火,肝风内动,因而血并于上,冲击脑筋,注重中西汇通。结合临证经验创制镇肝熄风汤,以养阴熄风,潜镇肝阳。充分体现了中医学传承精华,守正创新的精神。

2.强化象思维、天人合一重视脏性 针对间有初次服药,反觉气血上攻而病加剧的现象,张锡纯参透中医理论,认为强制太过反而会激发反动之力,于是,顺肝之性方中加入茵陈、麦芽等药,顺肝生发之性,与肝木同气相求,则无上述弊端。此案例使学生对顺应脏性、取象比类、天人合一的思维方式的印象更加深刻。

二、案例教学设计与实施

（一）课前

明确学习目标,课前布置预习中国大学 MOOC 平台本团队建设的国家级线上一流课程"中医基础理论"五脏之肝的内容,并展开思考,提出问题。培养学生的自主学习与独立思考能力。

（二）课中

1.根据医案提出问题 通过提问"肝升动太过的表现有哪些?""证候表现如何?""为什么张锡纯在此方中加入生麦芽、茵陈、川楝子?"启发学生思考。

2.创设情境,加深对中医理论的理解 从本案例的最初组方,结合青少年易叛逆的心理特征,加深学生理解顺应脏性、顺应自然的道理,领悟中医精华。结合"木曰曲直",使学生认识到对于肝病的治疗需要恩威并施,进一步培养学生全面系统地分析问题、解决问题的能力。

（三）课后

布置课下问题,组织小组讨论,比如如何理解"诸风掉眩,皆属于肝"其病机如何? 加深学生间的交流和协作能力,通过合作学习提高学习效率。

三、案例预期效果

（一）知识目标达成度

通过课前发布预习指导及引导同学们观看线上视频,结合课中典型案例讲解,并展开讨论分析,课后布置启发性思考题,使学生能够深入理解肝的生理功能和病变机制。

（二）能力目标达成度

通过该医案，能够使学生很好地掌握肝的生理特性及临床表现，调动学生的积极性，提高学生的参与度，培养了学生的中医思维及运用中医理论解决临床问题的能力。

（三）思政目标达成度

张锡纯创制镇肝熄风汤，诠释了传承中医，守正创新的精神，进一步加深了学生对取象比类、天人合一思维方式的理解，激发中医学子树立学好中医、传承中医、发扬中医的职业信念。

四、案例总结与反思

肝主升发，肝为刚脏是肝重要的生理特性。张锡纯发展和创制镇肝熄风汤，体现了其以实践指导理论的创新精神，有助于培养学生正本清源、守正创新的精神；同时案例中顺应脏腑特性的用药特点，加深了学生对取象比类、天人合一的思维方式的认识。

本课程中的案例内容涉及的疾病病机和中药方剂内容还没有学习到，此外，学生对肝升发太过不同证候的理解有一定难度，课程中可通过学生的参与度了解知识掌握程度度，突出教学重点和难点，帮助同学们进行知识建构。

案例九 肝失疏泄思虑重，小小药方乐逍遥

一、案例设计

（一）案例内容

逍遥散出自《太平惠民和剂局方》，为和解剂，具有调和肝脾，疏肝解郁，养血健脾之功效，主治肝郁血虚脾弱证。两胁作痛，头痛目眩，口燥咽干，神疲食少，或月经不调，乳房胀痛，脉弦而虚者。临床常用于治疗慢性肝炎、肝硬化、胆石症、胃及十二指肠溃疡、慢性胃炎、胃肠神经官能症、经前期紧张症、乳腺小叶增生等属肝郁血虚脾弱者。

逍遥散方名中的"逍遥"，取自《庄子·逍遥游》篇："今之有大树，患其无用，何不树之于无何有之乡，广莫之野，彷徨乎无为其侧，逍遥乎寝卧于下。"北宋黄庭坚的朋友黄几复，对"逍遥"二字的文理做了生动而深入的阐释，他说："道者消也，如阳动冰消，虽耗也不竭其本；遥者摇也，如舟行水摇，虽动也不伤其内。"黄几复借用"阳动冰消""舟行水摇"的自然现象，阐释了"逍遥"顺其自然的意境。"逍遥"与医理巧妙地联系起来。清代医家王子接，他在引用黄几复对"逍遥"文理的阐释后说："譬之于医，消散其气郁，摇动其血郁，皆无伤乎正气也。"逍遥散即是通过疏肝解郁的方药，"消散其气郁，摇动其血郁"，使郁滞的肝脏气血通畅，血虚的肝体贮满气血，从而顺应其条达舒畅、藏血之脏的生理特性和功能，也就是《黄帝内经·素问·六元正纪大论》所说的"木郁达之"。宋代医家将该方命名为"逍遥散"，即是借用庄子"逍遥"顺其自然的意境，喻指逍遥散有使肝恢复其生理特性，使人从抑郁中解脱，恢复逍遥自在的功能。

（二）案例所载知识内容

1.肝主疏泄，调畅精神情志　肝主疏泄，畅达气机，和调气血，对情志活动发挥调节作用。若肝气的疏泄功能不及，肝气郁结，可见心情抑郁，闷闷不乐。肝气郁结、情志不畅，进一步会导致血郁、湿郁、食郁、火郁、痰郁等病变。

2.肝主疏泄，协调脾升胃降　肝气疏泄，畅达气机，促进和协调脾胃之气的升降运动，为脾胃正常纳运创造条件，促进饮食物的消化、水谷精微的吸收和糟粕的排泄。若肝的疏泄功能异常，既可影响脾的升清功能，致使脾失健运、清气下陷，见腹胀、腹泻等症；又可影响胃的降浊功能，致胃失通降、胃气上逆，见纳呆、呕吐、呃逆、嗳气，或便秘等。

（三）案例所含思政元素

1.关注学生心理健康，助力学生健康成长　高校大学生因学习、生活、就业等压力的增大，导致心理失衡，抑郁症的发病率明显上升。课堂中结合案例，引导学生理解肝主疏泄，调畅情志的生理作用，认识到情志失调可导致一系列身心疾病。引导学生坦然面对挫折，通过积极沟通、交流、倾诉等方式，在对话中找到解决问题的方法，同时学会控制自己的负面情绪，增强克服挫折和困难的自信心。也要积极寻求专业机构的心理辅导和医疗服务。

2.传承中医精华，守正创新　习近平总书记强调"要遵循中医药发展规律，传承精华，守正创新"。"逍遥散"是宋代《太平惠民和剂局方》名方，脱胎于张仲景四逆散、当归芍药散之法，后人广泛应用于内、妇、儿、男、五官各科病证。其源于汉代，成方于宋代，充实于明清，发展于现代。通过案例介绍，使学生认识知常明变者赢，守正创新者进的道理，引导学生做好传承和创新，促进中医药事业的薪火相传。

二、案例教学设计与实施

（一）课前

课前布置预习中国大学 MOOC 国家级线上一流本科课程《中医基础理论》五脏之肝主疏泄的内容，并展开思考，提出及汇总问题。培养学生的自主学习与独立思考能力。

（二）课中

根据医案提出问题："肝失疏泄容易导致哪些疾病？""证候表现有哪些？""当你心情不好时是如何排解的？"，启发学生主动思考及应用中医基础理论知识进行阐释。通过同学们之间的交流，加深学生对肝主疏泄，调畅精神情志，协调脾升胃降的理解。总结肝失疏泄的生理表现、病因病机、证候鉴别要点与诊疗应用。

（三）课后

布置课后作业，查阅抑郁症的早期表现、发展进程等相关资料，组织线下讨论。加深学生对此类疾病的认识，促进学生关注身边的亲人、朋友以及自身的心理状况，以便及时进行指导和干预。

三、案例预期效果

(一)知识目标达成度

肝主疏泄的生理功能是藏象学说重要的知识点。通过本案例,使学生掌握了肝主疏泄的内涵,以及调畅情志及促进脾胃运化的作用。

(二)能力目标达成度

通过案例阐释,课堂讨论及课下资料查阅等,加深了学生对肝失疏泄导致多种身心疾病的认识,提高学生运用中医基础知识解决临床问题的能力。

(三)思政目标达成度

课堂中结合案例,引导学生认识到肝失疏泄可导致一系列身心疾病,了解其危害。引导学生建立起战胜困难的信心,积极寻找解决问题的方法,通过与家人朋友沟通、适当运动、培养兴趣爱好等方面进行调整,增强克服挫折和困难的自信心。

逍遥散源于汉代,成方于宋代,充实于明清,发展于现代。很好地诠释了传承中医守正创新的精神,能够激励中医学子树立学好中医、在传承中创新、推动中医药高质量发展的志向。

四、案例总结与反思

本节内容重点论述了肝主疏泄的生理病理表现。授课课程中结合重点知识内容,引入疏肝解郁常用方剂逍遥散的应用,可以帮助学生在临床情境中加深对基础理论的理解,提高学生临床实践运用能力。肝调畅情志功能失常也让学生充分认识到身心疾病的危害,引导学生学会调整自己的不良情绪,增强克服挫折和困难的自信心。

学生还没有学习中药和方剂,但是中医理论来自临床实践,所以阐释理论要与临床结合,在运用本案例时教师要掌握好知识传授的深度。

案例十 基于肾藏象理论的六味地黄丸异病同治

一、案例设计

(一)案例内容

近来有些学者,见西医对脑的研究多彩多姿,越来越深入,反观中医论脑却过分简单,实在相形见绌,于是有人提出"脑主神明论",意图发扬中医之理论。从百家争鸣的角度看,这样做未尝不可,但不知这样一来,便将中医之脏象学说抛掉了!中西医对号入座以求发展往往适得其反。脑的实质与功能尽在五脏六腑之中,而主要则概括于心与肾中。何以见得?"心主神明"比较明确且勿具论,肾主骨,骨生髓,脑为髓海,齿乃骨之余,故治骨、治齿、治脑往往治肾而取得效果。

我曾治一弱智儿童,乃佛山华侨大厦女售货员之子,正读二年级,成绩欠佳,尤其是数学一门最为差劲,很简单的算题,反复教导就是不明,总不及格,请为诊治。遂书六味地黄丸,每日 10 克水煎连渣服。半年后喜告智力有发展,数学已及格了。

最近治疗一例语迟之病孩,已两岁多仍不会讲话,连爸爸妈妈二字的发音也不准,身体瘦弱,走路也要扶着,舌嫩淡,指纹淡而脉虚,用地黄饮子加减,服半月,讲话走路,肢体都有进步。地黄饮子由肾气丸化裁而成,功能补肾益精,治语声不出,足废不用,近人用治脑动脉硬化、中风后遗症等属于肾阴阳两虚者。足证肾与脑的关系中医自成系统。

至于肾与齿的关系,如我院有位毕业同学治疗一例已四岁仍不出牙的儿童,用六味丸治疗,牙得生长。我引用他的经验,治疗我院一教师之子,正当换牙时期。但因多年来累用金霉素与土霉素,旧牙脱去而新牙老是长不出来,亦用六味地黄丸而收效。中老年人之牙周炎,多由肾阴虚所致,我亦喜用六味地黄丸,有一定的效果。

可以断言,离开中医之理论体系去对西医之号,欲求发展是行不通的。否则脑—髓—骨—齿—肾这一网络之链就被打断了,前人之宝贵经验也就抛掉了! 中医沿着自身的发展规律,以中医理论体系为主吸取西医之长以及各种新技术为我所用,才会飞跃发展。(选自《邓铁涛医话集》)

(二)案例所载知识内容

1. 肾主藏精,主人体生长发育　肾藏精,精化气,肾精足则肾气充,肾精亏则肾气衰。机体生、长、壮、老均取决于肾中精气的盛衰,并从“齿、骨、发”的变化中体现出来。肾精、肾气不足,在小儿则为生长发育不良,五迟,五软;在成人则为早衰。

2. 肾主藏精,生髓充脑　肾藏精,精生髓,髓聚而成脑,故脑与肾的关系密切。肾精充盈,则脑髓满;脑髓满,则脑功能正常。故补肾填精益髓为治疗脑病的重要方法。

3. 肾在体合骨,荣齿,其华在发　骨骼赖之以生长发育,牙齿松动、脱落及小儿齿迟等,多与肾精、肾气不足有关。发之色泽荣枯是肾功能的反映。

(三)案例所含思政元素

1. 坚定中医理论　国医大师邓铁涛提出近来有些学者看到西医对脑的研究多姿多彩,而提出“脑主神明论”,而丢弃了中医藏象学说特点,忽视了中医的自身发展规律。中西医对号入座以求发展往往适得其反。中医具有其独特的理论体系,离开中医之理论体系和西医对号入座而欲求发展是行不通的。遵循中医自身的发展规律,吸取西医之长以及现代科技各种新技术为我所用,才会飞跃发展。

2. 坚定中国特色社会主义道路　恰如自成系统的中医理论体系,我国的发展也是在中国共产党的带领下走出了一条独具特色的社会主义道路。中国特色社会主义是党和人民历经千辛万苦、付出各种代价取得的宝贵成果。道路自信、理论自信、制度自信、文化自信,来源于实践、来源于人民、来源于真理。因此,我们应不受西方资本主义的侵蚀和干扰,要坚定走中国特色社会主义道路。

二、案例教学设计与实施

(一)课前

明确学习目标,课前布置预习中国大学 MOOC 平台本团队建设的国家级线上一流课程"中医基础理论"五脏之肾的内容,并展开思考,提出问题。培养学生自主学习与独立思考的能力。

(二)课中

1. 肾主藏精以及肾系统的理论阐释　重点阐释肾主藏精、肾主人体生长发育与生殖以及肾与体、窍、志、液、时的理论并归纳,结合《黄帝内经》原文创设经典情境,和同学们一起从肾精角度探讨人体生、长、壮、老的规律。重点讲述肾主藏精的重要意义,结合案例分析肾精气不足的病理表现。

2. 肾主藏精以及肾系统的临床应用　通过邓铁涛基于中医肾藏象理论,论治弱智儿童、语迟或齿迟病孩的典型医案创设临床情境,在医案中加深学生对肾为先天之本,肾主藏精,生髓充脑;肾在体合骨,荣齿,其华在发等知识要点的理解。培养学生将中医理论知识转化为临床应用的能力。

(三)课后

设置小组活动布置经典原文背诵任务,小组之间相互背诵检查,内容《素问·上古天真论》:"女子七岁,肾气盛,齿更发长……八八,则齿发去。"筑牢中医经典基础。

三、案例预期效果

(一)知识目标达成度

肾主藏精,肾与体、窍、志、液、时的系统联系是藏象学说的重点与难点的学习内容。课程将肾主藏精的内涵和生理效应、病理表现等主要内容深入阐释,并结合医案验证,学生能够很好地掌握肾的生理功能与系统联系。课后经典背诵能够夯实学生理论基础,达成知识目标。

(二)能力目标达成度

通过国医大师从补肾来治疗弱智、语迟或齿迟等病证,能够培养学生的辨证能力与临床诊疗能力,培养了异病同治的中医思维。

(三)思政目标达成度

通过邓铁涛教授坚持中医理论自信,能够培养学生热爱中医,从而坚定中医理论自信。从中医独特的理论体系延伸到我国独具特色的社会主义道路的形成与发展,引导同学们坚定中国共产党的领导,不受西方资本主义的侵蚀和干扰,坚定不移地走中国特色社会主义道路,思政目标顺利达成。

四、案例总结与反思

本课程对于肾主藏精,肾的系统联系的理论,引入国医大师邓铁涛教授的诊疗医案,以及国医大师对于肾藏象理论的灵活运用,能够在案例情境中加深同学们对肾为先天之本,肾主藏精理论知识的理解和运用,加深同学们对知识的掌握。

本案例明确体现着中医自信、道路自信等思政元素,能够润物无声地促进学生热爱中医、形成传承与发展中医的决心,跟着中国共产党坚定地发展中国特色社会主义道路。

案例十一　施今墨先生献方益肾强身丸福泽百姓

一、案例设计

（一）案例内容

自古以来，健康长寿是人们的美好愿望，人类孜孜不倦地探寻长生不老之术的历史源远流长，几乎与人类的文明并驾齐驱。20世纪50年代初，施今墨先生受到罗马尼亚用注射"奴佛卡因"来抗衰老讯息的影响，认为中国医药宝库中，蕴藏着极为丰富的抗老理论和方药，应该研创出中国独特的抗老延年方药，为世界人民服务。施今墨先生参阅中医典籍及道、佛、儒等百家养生之道，用其毕生的临床经验，精巧布阵、遣药组方，研究出"补固精气方"（即益肾强身丸）以抗老防衰、强身保健。

施今墨先生认为衰老是生命过程中肾中精气不断耗损、五脏虚损、气血阴阳亏虚的本质，根据"神气精血之充沛，脏腑功能健运，经络气血调达，为抵抗衰老之原则"，总结出"抗老返青，必须采取如农业追肥的方式，补养自身新生的功能，主要在补固精气，保护脏腑。只要精气不散，脏腑不损，天年未尽，便无死理，即使生机已尽，也可无病而逝"。

施今墨先生自费配制出丸药，除自己服用外，还分别赠给自愿服用此药二十余位友人试服了半年以上。大家一致反映服用后，精力充沛，睡眠安稳，食欲好转，二便通畅。有了试服的根据，施今墨先生在1959年的中国人民政治协商会议第三届全国委员会第一次会议上，做了《关于抗老强身的科学根据、社会基础和医药方案》的发言，提出"关于保护老年人健康"的提案，为后续的中医药保健事业点燃了一盏明灯。

施今墨先生制定了补固精气方（即益肾强身丸）抗衰老药方，并作为庆祝国庆十周年的献礼，把包括补固精气方在内的5个方子献给国家，希望此药方可以普及全民，提高全民健康。

"医之为业，为人而非为己也，故不可耽安逸，不可邀名利，但以救人为本务，除保存人之性命，治疗人之疾病，解除人之痛苦外，更无所事事。"施今墨先生大爱献方，旨在福泽黎民百姓，拳拳赤子心，悠悠报国情，彰显了一代国医的家国情怀和责任担当。（选自《国医巨匠施今墨纪念施今墨诞辰140周年》）

（二）案例所载知识内容

1. 肾主藏精，主人体生长发育与生殖　肾具有贮存、封藏精气以主司人体的生长发育、生殖的生理功能。机体生殖器官的发育，性功能的成熟与维持，以及生殖能力等，同样取决于肾中精气的盛衰。

2. 肾为先天之本　肾为先天之本，中医尤为重视肾的作用。临床上，防治某些先天性疾病、生长发育迟缓、生殖功能低下或一些原发性不孕、不育症，以及优生优育、养生保健、预防衰老等，多从补益肾精肾气着手。

（三）案例所含思政元素

1. 坚定中医自信，勇于科研创新　施今墨先生认为中国医药宝库中蕴藏着极为丰富的抗老理论和方药,应该研创出中国独特的抗老延年方药,为世界人民服务。基于肾主藏精的中医理论,施今墨先生自费研制补固精气方(即益肾强身丸)抗衰老药方,具有显著的临床效果。案例首先体现着中医大家施今墨先生对中医药的热爱,激发和感染同学们对中医药事业的热爱之情,也将激发同学们对中医药科研创新、新药研发的追求。

2.心系患者,不逐名利,彰显爱国情怀　施今墨先生将制定的抗衰老药方作为庆祝国庆十周年的献礼免费献给国家,希望此药方可以普及全民,提高全民健康。施老心系百姓,不追逐名利,彰显了一代国医的家国情怀和责任担当,将激励与鼓舞青年学子热爱国家、热爱人民、热爱中医药事业。

二、案例教学设计与实施

(一)课前

明确学习目标,课前布置预习中国大学 MOOC 平台本团队建设的国家级线上一流课程"中医基础理论"五脏之肾的内容,并展开思考,提出问题。培养学生自主学习与独立思考能力。

(二)课中

1.肾主藏精的理论阐释　重点阐释课本中肾主藏精的理论并进行归纳。在讲解肾主人体生长发育时,配合图示时间轴,展示男女生命过程的对比图,可直观地使学生观察到随着男女年龄变化肾中精气的盛衰变化。在讲授施今墨先生献方时,可以播放《百年巨匠京城四大名医》施今墨先生的部分片段,激发学生的听课学习兴趣。

2.采用情境教学法创设思政情境　让学生通过施今墨先生角色扮演来复制国庆十周年的献方情境,使学生切身感受到国之大医的爱国爱民之情,激励与鼓舞同学们热爱中医、培养爱国主义情怀。

(三)课后

开展小组讨论,中医为什么尤为重视肾在人体的作用? 以小组为单位找一则与肾为先天之本的医案。启发学生思考,促进团队合作。

三、案例预期效果

(一)知识目标达成度

通过理论阐释与施今墨先生对补固精气方(即益肾强身丸)抗衰老药方研制的理念解读,学生能够很好地掌握肾主藏精的概念与机制,熟悉肾主藏精的临床指导意义,达成本节知识目标。

(二)能力目标达成度

通过大国医施今墨先生基于肾主藏精理论创制益肾强身丸抗衰老药方,能够使学生深入理解衰老的证治,掌握肾主藏精理论的临床应用。通过施今墨先生的新方创制,能够培养学生科研创新思维。

(三)思政目标达成度

通过施今墨先生基于肾主藏精理论创制有效的抗衰老药方,培育了学生的理论自信与中医自信,树立专业自豪感。抗衰老药方的研制将有效地启发学生科研创新思维与创新发展中医药的志向。通过施今墨先生心系百姓,大爱献方,激发了学生无私奉献的精神,点燃爱国之情,培育了大医精诚的职业道德。

四、案例总结与反思

本课程在传统教学教师讲授法的基础上,以学生为中心,让学生以表演的方式创设大国医施今墨先生献药方的思政情境,使学生切身体会到一代国医的家国情怀和责任担当。此外,适时播放大国医施今墨先生的影视片段,丰富课堂教学形式,提高学生的兴趣,也通过大国医事迹的直观展示激发同学们向国医学习的志向。

本案例蕴含着明确的肾主藏精的中医基础理论知识,能够加深同学们对知识的掌握;本案例还富含多角度的思政元素,如家国情怀、科研创新、中医自信、大医精诚等,能够润物无声地全面滋润学生的心田,施今墨先生的卓越医术和高尚医德也将为学生在中医学习道路上指明方向。

案例十二 张锡纯从“胃气不降”传承与创新中医藏象理论

一、案例设计

(一)案例内容

张锡纯医案:

掖县任维周夫人,年五旬,得胃气不降证。

病因:举家人口众多,因其夫在外,家务皆自操劳,恒动肝火,遂得此证。

证候:食后停滞胃中,艰于下行,且时觉有气挟火上冲,口苦舌胀,目眩耳鸣,恒有呃欲呕逆或恶心,胸膈烦闷,大便六七日始行一次,或至服通利药始通,小便亦不顺利。其脉左部弦硬,右部弦硬而长,一息搏近五至,受病四年,屡次服药无效。

处方:生赭石(轧细,两半),生怀山药(一两),生杭芍(六钱),玄参(六钱),生麦芽(三钱),茵陈(二钱),生鸡内金(黄色的,捣,二钱),甘草(钱半),共煎汤一大盅,温服。

效果:每日服药一剂,三日后大便日行一次,小便亦顺利。上焦诸病亦皆轻减,再诊其脉,颇见柔和。遂将赭石减去五钱,又加柏子仁五钱,连服数剂,霍然痊愈。

按:本案病机为情志不遂,劳伤日久,肝郁化火,肝木乘土,胃气不降,耗伤气阴。肝郁化火,故见胸膈烦闷、气火上冲、口苦舌胀、眩晕耳鸣、脉弦数;胃气不降,故见饮食停滞、呕逆恶心、大便不通;受病四年,伤及气阴。

此案为“胃气不降”病案之典型,故治以“升肝降胃,顾护气阴”之常法:升肝以麦芽为主,辅以茵陈疏肝泄热、清散郁火;降胃则重用赭石,镇冲安逆,辅以鸡内金通腑消积;以山药、白芍、玄参养阴;以山药、甘草益气。方仅8味,方药精简,紧扣病机,升降有度,肝郁自解,胃气自降。

学术思想创新与发展:治疗胃气上逆之证,张锡纯确立了“升肝降胃,顾护气阴”之法,此法为张锡纯经多年临床探索而立。其治疗思想源于张仲景:详察条文,论及小柴胡汤之处,常有诸如"干呕不能食""不大便而呕"等描述,其病机包含肝胆之气横逆侵犯脾胃之义,症状常表现为"干呕""不大便"等腑气不通之象,组方亦有"升肝降胃,顾护气阴"之理。然有所不同的是,小柴胡汤以治疗少阳肝胆为主,其立法重在和解少阳,疏肝利胆,辅以降胃、益气、养阴;而阳明胃腑,以通为用,以降为顺,故其证治宜以"通降"立论,"升肝降胃,顾护气阴"之法以治疗胃气不降为主,重在通降胃气,辅以升肝、益气、养阴。"升肝降胃,顾护气阴"之法,其基本结构可分为4个方面:升肝、降胃、养阴、益气。

(二)案例所载知识内容

1. 胃主通降胃气　胃具有向下运动以维持胃肠道通畅的生理特性。胃气不降则出现纳呆脘闷、胃脘胀满或疼痛、大便秘结等症。

2. 胃喜润恶燥　胃为阳明燥土之腑,赖阴液滋润以维持其正常的生理功能。胃中津液充足,则能维持其受纳腐熟功能和通降下行的特性。

3. 肝主疏泄协调胃降　肝气疏泄,畅达气机,促进和协调脾胃之气的升降运动,使脾气升、胃气降的运动稳定有序,为脾胃正常纳运创造条件,促进饮食物的消化、水谷精微的吸收和糟粕的排泄。

(三)案例所含思政元素

1. 承古拓新,培育科研创新精神　张锡纯深入研读中医经典,在张仲景学术理论的基础上,敢于创新。他经多年临床实践确立了"升肝降胃,顾护气阴"之法。此案例较好地诠释了河南中医药大学"厚德博学、承古拓新"的校训。案例所体现的守正创新的精神,也将激发学生学好中医、传承中医、发扬中医的学医志向与职业理想。

2. 坚定中医自信　本案所载张锡纯医案为疑难病证,患者受病四年,屡次服药无效。张锡纯治以"升肝降胃,顾护气阴"的方法,方仅8味,方药精简,效如桴鼓。体现了中医基础理论"胃主通降""胃喜润恶燥"的生理特性与"肝胃关系"的价值与应用,将激发学生学好基础知识,建立积极的学习态度,坚定中医药文化自信。

二、案例教学设计与实施

(一)课前

明确学习目标,课前布置预习线上课程"中医基础理论"六腑之胃的内容,并展开思考,提出问题。培养学生的自主学习与独立思考能力。

(二)课中

1. 胃生理特性的理论阐释　详细讲解胃生理特性,并针对学生汇报详细点评讲解,答疑解惑。胃生理特性为六腑中的重要内容,肝气犯胃为胃气不降常见的病机之一,在讲述中突出中医的整体观念,进一步培养学生全面分析和认识问题的能力。

2. 临床应用与承古拓新　通过张锡纯的典型医案创设临床情境,通过展示医案,引导学生基于既往学习的知识讨论分析,然后请代表分享小组的讨论结果。在讨论中增强学生的合作精神,培养自主学习的能力以及将中医基础理论知识转化为临床应用的能力。

3. 围绕问题加深学生对胃生理特性的掌握　如设置医案提出问题"为什么患者胃气不降会出现饮食停滞、呕逆恶心、大便不通等表现？该怎样治疗呢？"通过以问题为导向，使课程具有创新性、高阶性和挑战性。启发思考，培育学生自主学习与独立思考的能力。

（三）课后

1. 设置小组讨论　讨论"人体脏腑气机升降有何规律？"培养学生融会贯通与应用知识的能力。

2. 设置课后思考　提出高阶性思考题"为什么本医案肝郁化火，还要用生麦芽来升肝呢？"提高学生的辨证思考能力。

三、案例预期效果

（一）知识目标达成度

胃的生理特性属藏象六腑部分的重点与难点学习内容。通过教师详细阐释解读理论结合医案应用，以及课后布置启发性思考题。学生能够很好地掌握胃的生理特性，并能够从整体出发，熟悉胃病的脏腑辨证。

（二）能力目标达成度

通过张锡纯理论创新的分析讲解与典型医案分析，以及引导式提问和小组讨论汇报，能够有效提高学生的参与度，培养学生整体思维与临床辨证思维。

（三）思政目标达成度

张锡纯用自身事迹诠释了"厚德博学、承古拓新"，能够激发中医学子树立学好中医、传承中医、发扬中医的学医志向与职业理想。张锡纯严谨的诊疗态度，能够培养学生认真严谨的学习态度和切实为患者负责的职业精神。

四、案例总结与反思

胃是六腑的代表性脏腑，其生理特性胃气宜降，胃喜润恶燥具有非常重要的临床诊疗意义。教材强调了胃的生理特性，但没有实际案例，不利于学生知识的理解。恰当合适的医案以及理论应用可以帮助学生在临床情境中理解理论的原理与应用。张锡纯的理论创新能够很好地诠释胃的生理特性，并能够反映肝与胃病理上密切关系，其临床医案有显著效果也将很好地验证胃气宜降等中医理论，很好地帮助同学们进行了知识建构。

此案例很清晰地体现了中医自信、理论自信、承古拓新、敢于突破等思政元素，对于学生学习态度与目标的培养，以及职业观的培育有很好的促进作用。

案例十三　三焦形质扑朔迷离——三焦的现代研究

一、案例设计

（一）案例内容

关于三焦的有形、无形以及实质，历来争论颇多，迄今尚未取得统一认识。原江西中医学院已故名誉院长姚荷生先生在《脏腑辨证》中提出："三焦应该是一个有形的脏器，它的实质应该是人体内遍布胸腔、腹腔的一大网膜"，并总结出上、中、下焦膜病的病因病机与治法方药。

三焦之焦，古写为"膲"，为肉不满之意。姚梅龄教授合称焦膜，进一步明确了三焦腑的定位。三焦为人体内遍布的大网膜，所有脏腑都居在它上、中、下三个地带，受其包裹与保卫。同时与心包络相为表里，膜理为其外应。其主要功能是行水，水在人体上、中、下部运行中，产生"上焦如雾、中焦如沤、下焦如渎"的不同生理现象。同时，其又为肾之火腑，主宣通气、血、津液。所以它的病理变化以水饮泛滥为主，形成肿胀，其次为气郁、血瘀。气郁则水不行，血不利则为水，故仍与水密切相关。因此，"水"与"气"是焦膜病的两大病机要素。三焦为"原气之别使"，经历五脏六腑，三焦之气被水湿、痰浊压抑则常出现气郁、气滞、气逆、气结、气闭等，故"闷胀"是焦膜病常见症状之一。焦膜病的发病虽上、中、下各有侧重，但每互相牵涉，甚则弥漫三焦。其致病来源虽有脏腑不同，但于共同症状之中，仍有上、中、下焦膜各自病变的特点存在。

上焦病变多来自心、肺，初则胸中清阳之气被寒、饮、湿热、痰浊所郁，其后有形之水饮，痰浊亦可流布胸、胁。中焦病变多来自脾、胃，或中气不能运化水湿，或火为水郁而交结不解，甚则弥漫上、下二焦。下焦病变多来自肝、肾，来自肾者，常水气偏盛；来自肝者常瘀血较多；若肝肾同病，病情更加复杂。

三焦焦膜的基础理论，紧扣了临床常见的、基本上独立于其他脏腑的三焦焦膜病证，从而有力地论证了三焦应该是一个有形的脏器，它的实质应该是人体内遍布胸腔、腹腔的一"大网膜"。

（二）案例所载知识内容

1. 三焦的形质　三焦的形态与部位，历代争论较大，概括起来可分为六腑之三焦和部位之三焦。六腑之三焦是分布于胸腹腔的一个大腑，无五脏匹配，所以把三焦称为"孤腑"。部位之三焦，认为三焦并非是一个独立的脏腑器官，把人体划分成上、中、下三个生理病理区域，将人体重要内脏器官分别辖于这三个区域之中，即上焦、中焦和下焦。本案例在此基础上提出了三焦焦膜理论，是对古意的创新阐释。

2. 三焦的功能

（1）通行元气：三焦能够将元气布散至五脏六腑，充沛于全身，从而发挥其激发、推动各个脏腑组织的功能。三焦通行元气的功能,还关系到整个机体气机的升降出入和气化的进行。

(2)运行水液:三焦为机体水液输布、运行与排泄的通道。人体水液的输布和排泄,虽由肺、脾、肾、膀胱等多个脏腑共同协调完成,但必须以三焦为通道,以三焦通行元气为动力,才能正常地升降出入。

(三)案例所载思政元素

1. 中医基础理论的传承 案例对三焦理论的认识,传承了《黄帝内经》上、中、下三焦的功能及《类经》所说三焦为一腔之大腑的理论观点。三焦主气、主水的功能历代医家认识一致,也提示同学们中医药的创新发展不是"无源之水、无本之木",不是标新立异,不是"剑走偏锋",而是在传承的基础上进行创新。只有在真正全面了解中医基础知识上,才能遵循中医药发展规律及特点,把中医药这一宝贵财富传承好、发展好、利用好,并在临床实践的基础上,不断验证、升华中医药知识,促进中医药理论的不断发展与完善。

2. 勇于创新的科学精神 案例中三焦焦膜的基础理论,紧扣了临床常见的、独立于其他脏腑的三焦焦膜病证,论证了三焦应该是一个有形的脏器,它的实质可能是人体内遍布胸腔、腹腔的网膜,是对医学界争论了两千年的"三焦有形无形"问题的有力补充。该案例结合现代研究,引导学生建立科学的认识论和方法论,促使学生主动思考中医理论,更新知识结构,有利于同学们进行知识建构,为科研能力的逐步提升打好了良好的基础。

二、案例教学设计与实施

(一)课前

课前布置预习中国大学 MOOC 平台本团队建设的国家级线上一流课程《中医基础理论》六腑之三焦的内容,提出问题并以小组为单位及时反馈,提高学生的自主学习与独立思考能力。

(二)课中

1. 阐释三焦的概念和形质 教师采用课堂讲授、提问及 PPT 展示等方法手段,结合当代医家研究进展,讲解六腑之三焦和部位三焦的含义,通过案例中现代研究对三焦形质的认识,在掌握知识内涵的同时,引导学生建立科学的认识论和方法论,拓展知识结构,拓宽科研思路。

2. 三焦病变的常见表现及诊疗 授课中列举三焦水道不通表现,结合案例及临床应用,可以帮助学生在临床情境中加深对基础理论的理解,增强了学生灵活运用中医基础知识的能力。

(三)课后

登录知网、维普等网站,查阅三焦焦膜理论的理论渊源,结合现代医家对三焦焦膜病证的研究,明晰对三焦的形质及生理功能的认识,并写出总结小论文,培养学生探究能力。

三、案例预期效果

（一）知识目标达成度

三焦作为六腑之一，是中医藏象学说的重要内容。通过课前预习，课堂讲授，课下巩固学习，掌握了三焦的生理功能，理解了历代医家对三焦形质认识的不同观点。

（二）能力目标达成度

通过课堂讨论，课后登录知网、维普等网站，查阅三焦焦膜理论的理论渊源，并写出总结小论文，提高了学生查阅资料的能力以及归纳总结的能力。

（三）思政目标达成度

通过古今医家对三焦形质和生理功能的认识，学生体会到了中医基础理论的发展属于中医现代化内涵的重要组成部分。认识到现代中医研究必须与中医学传统研究方法相结合，植根于中医学生存发展的土壤中，才能真正发展中医学。培养了学生尊重中医药发展规律，在传承的基础上不断开拓进取的精神。

四、案例总结与反思

三焦形质和功能是藏象学说的重要内容，也是藏象学说的难点。三焦之部位以及形态一直是历代医家争议之处。本课程对三焦的形质及生理功能理论，结合现代科学的思维模式和应用方法，引入当代医家对三焦性质和功能的认识，能够在案例情境中加深同学们对六腑三焦和部位三焦含义的认识，有利于拓展学生的知识结构，提升学生的科研能力，促进学科的交叉融合。

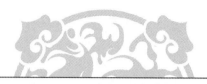

第四章 精气血津液神

生命活动离不开精、气、血、津液等基本物质。中医学认为,人体各脏腑功能活动需要消耗物质,同时又通过脏腑功能活动不断化生出这些生命所需的基础物质,并在此基础上化生神,从而在"形神合一"的过程中维持着生生不息的生命活动。

本章主要介绍了精、气、血、津液、神的概念、生成、运行、生理功能及其相互关系。学习中应注意以哲学思想为指导,并与脏腑功能活动相联系,从而全面理解与掌握本章的内容。

一、教学目标

(一)知识目标

1.掌握人体之精的基本概念、代谢和功能。

2.掌握人体之气的基本概念、生成、运行、功能及分类。

3.掌握血的基本概念、生成、运行和功能。

4.掌握津液的基本概念、代谢和功能。

5.掌握神的基本概念、生成、功能和分类。

6.熟悉精、气、血、津液、神之间的关系。

(二)能力目标

1.对哲学中的精气与中医学的精气概念的源流关系有清晰认识。

2.结合脏腑功能,理解人体之气的重要作用及其功能失常的病机及表现。

3.能够用思维导图阐明精、气、血、津液之间的关系。

4.能够将本章内容与气、阴阳、藏象等理论相融合,深入理解整体观念的内涵。

(三)思政目标

1.能够正确理解哲学精气与中医学精气的关系,加深对"天人合一"思维方式的认识。

2.通过学习精、气、血、津液间的关系,能够正确看待和处理人际关系,树立友爱互助的思想。

二、相关知识板块的思政元素分析

(一)坚定理论自信、文化自信

国医大师作为中医学子学习的楷模,展现理论自信和文化自信。熊继柏教授以扎实的理论功底、丰富的临床经验,活学活用中医思维,辨治内分泌失调引起的黑汗等疑难杂症,彰显了中医学卓越的临床疗效,能够激励学生热爱中医、学好中医,坚定理论自信、文化自信。

(二)传承经典、守正创新

中医药理论经典与临床实践是代代相传的中医药精华和中国古代科学的瑰宝。从中医学徒到大学名师,最终成为国医大师,熊继柏教授"理论重经典,实践出真知"的中医研习经验,充分体现了"中医的生命力在于临床"的核心理念;伤寒泰斗刘渡舟教授一生致力于《伤寒论》的研究,上溯岐黄之术,下究诸家之言,结合自己的心得体会,创新和发展中医理论,津液链学说是其代表之一。《黄帝内经》《伤寒杂病论》等中医经典的学习直接关系到学生专业能力和专业素养的塑造和提升。以名医学术思想、临床经验为引领,激发学生学习的主动性和自觉性,实现"立足经典传承、守正创新发展"。

(三)培养"小大方圆"良医品质、树立"德术并重"医学伦理观

胆大、心细、行方、智圆是孙思邈对良医品质的概括和自我要求。通过对案例的介绍,希望学生充分认识到医学是一门博大精深的学科,必须潜心钻研医学知识,广泛研读各种书籍,对医技追求精益求精。激励学生从求学开始树立良好的职业道德,夯实专业技能水平,才能更好地为患者服务,为中医药事业做贡献。

(四)探索创新、攀登科研高峰

创新是发展的动力。美国的 3 位诺贝尔生理学或医学获得者长期专注昼夜节律的科学研究,合作共享,奠定了当代生物钟研究基础,与中医学"天人相应"的思想不谋而合。张亭栋大胆创新,用中西医结合方式攻克白血病治疗的世界医学难题。在掌握基础知识的前提下,适时拓展科研思维,促使学生更新知识结构,了解利用现代中医实证研究的方法和技术,培养学生锐意进取、探索科学创新的精神,激励学生勇攀科学高峰。

案例一　卫气与昼夜节律的中西医科学研究创新

一、案例设计

(一)案例内容

昼夜节律是生物体以接近 24 小时为周期的内生振荡行为和生物过程,能够调控睡眠、运动活动、血压、体温和血液激素水平,使有机体适应昼夜更替的变化。

2017 年诺贝尔生理学或医学奖授予杰弗理·霍尔(Jeffrey C. Hall)、迈克尔·罗斯巴

殊(Michael Rosbash),与迈克尔·杨(Michael W. Young),以表彰他们发现了昼夜节律的分子机制。三位科学家合作共享、研究发现了生物钟的核心基因,阐释了植物、动物以及人类如何调节自己的生物节律,使其与地球旋转保持同步,奠定了当代生物钟研究基础。

睡眠觉醒作为昼夜节律最直接的体现,中医经典《黄帝内经》认为主要与营卫循行规律有关。人体卫气循行规律具有昼夜节律的特点,卫气昼夜变化形成了人体正常睡眠与觉醒。

杨熠文等认为卫气循行节律、功能状态等变化都会对人体睡眠产生影响,主要体现在卫气昼夜分行规律决定了人体的睡眠-觉醒的基本节律;人体的睡眠时长主要反映了卫气的昼夜盛衰变化以及循行的疾徐,表现为入睡时间与寐寤时间的长短;而睡眠质量是卫气盛衰以及营气对卫气聚敛作用的综合体现。

何青鋆等从营卫的角度探讨失眠的中医内涵,从昼夜节律入手探讨其生物学基础,制定睡眠节律重构方案:白天用四逆散加味方疏肝益气,夜间使用四逆酸枣仁合方疏肝养血,通过调和营卫、疏肝益气、养血安神达到治疗失眠并调节昼夜节律的作用。

张乃文等通过分析生物钟基因调控昼夜节律的机制与阴阳、营卫学说和昼夜节律之间的关系,发现阴阳、营卫学说与生物钟基因的反馈循环机制之间互通互用,为中医药治疗睡眠障碍提供以生物钟为潜在机制的新靶点,对昼夜节律的中西医融合认识指明了方向。

刘应超等通过对太极图、重阴转阳、重阳转阴、卫气昼夜调节运行理论的还原与重构,阐释新的昼夜节律的阴阳机制,发现两种机制的阴阳消长与基因振荡、对立统一与负反馈调节、卫气运行与生物钟定位等有互通互用之处。

昼夜节律紊乱导致的异常代谢状态还可加速高血压病,动脉粥样硬化等心血管疾病的发生。研究发现,天麻钩藤饮可以抑制高血压病模型大鼠 $Per2$、$Bmal1$(生物钟基因)的表达,发挥调节血压,改善节律的作用。

(二)案例所载知识内容

1. 卫气的概念、生成与分布　卫气,指行于脉外、由饮食水谷所化生的悍气。卫气来源于脾胃运化之水谷精微,由水谷精微中的慓悍部分,即最具活力部分所化生。卫气行于脉外,不受脉道约束,外而皮肤肌腠,内而胸腹脏腑,布散全身。

2. 卫气的生理功能　卫气有防御外邪、温养全身和调节腠理的生理功能。卫气循行与睡眠也有密切关系。《灵枢·大惑论》:"夫卫气者,昼日常行于阳,夜行于阴,故阳气尽则卧,阴气尽则寤",揭示卫气的运行遵循昼夜节律。卫气行于体内,人便入睡;卫气自睛明出于体表,人便醒寤。若卫气循行异常,则可导致寤寐异常。

(三)案例所含思政元素

1. 文化自信和专业自信　中医学的整体观念体现自然环境、社会环境、心理与生命和谐统一,对现代复杂性系统科学具有指导意义。通过昼夜节律的研究进展介绍,让学生体会到中西医学的交流与对话,培养学生热爱中医、学好中医的信心,坚定文化自信和专业自信。

2. 探索创新的科研精神　三位诺贝尔生理学或医学奖获得者长期从事生物节律的

研究,并合作共享,极大地推动科学技术的进步。运用现代生命多学科研究方法、技术,借鉴现代医学某些研究方法,对中医理论进行实证研究,明确证的物质基础,揭示中医养生保健、防病治病的科学原理,为中医药防治疾病提供现代科学依据,促进了中医学与现代科学的交流。有助于学生适时了解学科的科研动态,更新知识结构,拓展知识视野。

二、案例教学设计与实施

(一)课前

明确学习目标,课前预习中国大学 MOOC 平台本团队建设的国家级线上一流课程《中医基础理论》卫气的内容,学习并掌握卫气的基础知识,提出疑难问题并及时反馈。

(二)课中

1.卫气的理论阐释　教师采用演示比较、PPT 展示等手段,阐释卫气的概念、生成与分布、生理功能。通过对比、讲解营卫之气的异同点,帮助学生尽快掌握知识点。

2.拓展现代研究、提升学生的学习和科研热情　卫气属于重难点,学生初学不易理解,可以结合相关现代研究提升学生的兴趣。如通过介绍中西医对昼夜节律的研究进展,尤其是诺贝尔奖获得者的研究成果,以及中医对昼夜节律和卫气的相关研究及应用,拓展学生的知识结构,拓宽科研思路,培养学生对科学研究及创新的热情和兴趣。

(三)课后

设置小组活动,以小组为单位,以"卫气""营卫之气""昼夜节律""生物钟"等关键词检索相关论文,了解中西医相关学术动态,了解学科前沿发展,培养自主学习能力与团队协作能力。

三、案例预期效果

(一)知识目标达成度

卫气的概念、生成与分布、生理功能是中医气理论的重要内容。通过课前预习,课堂讲授,课下巩固学习,使学生掌握了卫气的基础知识,达成了预设的知识目标。

(二)能力目标达成度

通过诺贝尔奖获得者的研究成果、卫气与昼夜节律相关研究的介绍和探讨,使学生深入了解卫气的理论及其应用。

(三)思政目标达成度

通过中医学卫气与昼夜节律相关研究的展示,帮助学生建立文化自信和专业自信。结合昼夜节律的现代研究成果,培养学生形成开拓进取、勤奋钻研的科研精神。

四、案例总结与反思

卫气理论属于课程重点内容,但较为抽象难懂,通过引入相关中西医现代研究进展,能够促使学生更新知识结构,拓展科研思路,激励学生求实创新;同时,有利于学生建立理论自信、文化自信,坚定学好中医、造福人民的信念。

案例二 以毒攻毒、探索求真——张亭栋使用砒霜治疗白血病

一、案例设计

（一）案例内容

1971年，大庆市林甸县一个公社卫生院传出能治疗癌症的消息。具有中西医研究背景的张亭栋被任命为专家组组长前往调查。到达公社卫生院，专家组经过仔细追问才知晓，原来，林甸县一位老中医用砒霜、轻粉和蟾酥等中药组方治淋巴结核。"能不能用这个方子治白血病？"高度的职业敏感让张亭栋很快联想到自己研究的白血病领域。砒霜、蟾酥和轻粉，在中医学界属于毒性强的药物，一旦不对症或使用剂量稍有偏差就会陷患者于险境，甚至有生命危险，但张亭栋选择了大胆尝试。同院的药剂师韩太云将其改成西药剂型的注射剂后，张亭栋开始了缜密细致的动物实验。在经过剂量调配和配方等多次论证后发现：轻粉对肾有伤害，而蟾酥有升高血压的不良反应，单独使用砒霜治疗效果最佳。

1973年，经过上级部门核准后，张亭栋开始将三氧化二砷应用于临床白血病治疗。早幼粒细胞白血病发病急、病情重，患者随时有可能出现生命危险。砷剂应用于临床初期，为确保患者生命安全，从7时到23时，张亭栋始终坚守在病房，和患者在一起，寸步不离，几个星期不回家都是常有的事。这种以缜密精细的科学研究数据为基础的大胆创新，取得了出人意料的显著成果。

直至退休前，张亭栋对参与救治的1200名患者进行调研后得出结论，砷制剂对于急性早幼粒细胞白血病患者效果最好。目前，如果没有并发症等特殊情况，白血病患者使用砷制剂的缓解率高达91%。张亭栋用中西医结合方式攻克白血病治疗难题从此写进世界医学史。

"中医西医结合，优势互补，是祖国中医学发展的重要途径。"在张亭栋看来，用砒霜治病，中医药早有记载。三氧化二砷作为砒霜的化学成分，恰是用西医的方法提取中药的有效成分，用以攻克世界医学难题。这项成果本身就是对中西医结合诊疗方式的肯定。张亭栋说："掌握了中西医两种方法，这一辈子能治好一种病就不算虚度。"

（二）案例所载知识内容

1. 血的概念及生成　血是行于脉中，循环流注于全身，具有营养和滋润作用的红色液态物质。血的生成是由水谷之精化生的营气、津液和肾精为物质基础，主要依赖脾胃运化功能，并在肾、肝、心肺等脏的配合作用下完成。

2. 血的功能　血液充盈，营养和滋润全身的功能正常，则面色红润、肌肉壮实，皮肤和毛发润泽，感觉灵敏，运动自如。血是机体精神活动的主要物质基础。血液充盛，则精力充沛，神志清晰，感觉灵敏，思维敏捷。案例开创了血液病治疗的新方法，使血液的功能得以正常发挥。

（三）案例所含思政元素

1. 锲而不舍、探索求真的创新精神　张亭栋对三氧化二砷治疗白血病的临床试验和研究做出了开创性、原创性贡献，为中国医药卫生事业赢得了世界赞誉。这充分体现了他锲而不舍、探索求真的科学精神，耄耋之年依然活跃在科学研究和教书育人的第一线，体现了医者担当、甘于奉献的家国情怀。

2. 仁心仁术，彰显大医情怀　张亭栋从医60年，亲自参与挽救了1200名白血病患者，他常怀一颗关爱患者尤其是关爱那些贫弱患者的炽烈滚烫的心，永远燃烧着忘我工作的激情，充分体现了医者救死扶伤、大爱无疆的职业精神。

二、案例教学设计与实施

（一）课前

明确学习目标，课前预习中国大学 MOOC 平台本团队建设的国家级线上一流课程《中医基础理论》血的内容，并展开思考，提出问题，小组讨论或汇总反馈给教师。培养学生的自主学习与独立思考能力。

（二）课中

1. 血的概念、生成、运行和功能的理论阐释　教师结合藏象等相关内容，利用 PPT 总结血的概念、生成来源，分析血的运行及影响因素，总结血的功能。

2. 分组讨论　提出启发性问题"白血病是什么病？有何表现和危害？"引导学生思考"中医能否治疗白血病？"设置5分钟的随堂讨论，以文献检索、网络检索等形式查找资料，了解并分享张亭栋课题组对于白血病研究的贡献，引发学生对疑难杂症钻研的兴趣和热情，培养学生大胆探索创新的意识。

（三）课后

自主学习：推荐阅读《我国开创的中西医结合科研及其启示（九）——张亭栋教授等与中药砒霜治疗急性早幼粒细胞白血病的中西医结合研究》《张亭栋教授答问录》等专业论文，使学生在课余时间深入了解张亭栋教授如何发现并运用中西医结合科研诠释毒性中药砒霜治疗白血病的科研故事，感悟锲而不舍、探索求真的科学精神，播种热爱科研的种子，激发主动科研的热情，为今后的学习与工作打下基础。

三、案例预期效果

（一）知识目标达成度

血的基本概念、生成、运行和功能是需要学生掌握的基本知识点。回顾藏象知识，明确血生成的物质基础与五脏的关系；学生能够很好地掌握血的功能、影响血运行的因素及相关脏腑的功能。

（二）能力目标达成度

通过介绍我国著名中西医结合血液病学专家张亭栋教授大胆使用砒霜提取物制成的注射剂治疗白血病的故事，使学生在掌握血的生成、运行、功能等基本知识的基础上，对临床难治疾病加深印象,激发对学习和科研的兴趣。

(三)思政目标达成度

张亭栋运用中西医结合的思维与理念,在疑难重症领域敢于亮剑,在患者命悬于一线时勇于抉择,在同道质疑声中敢于坚持,以科学的态度和方法使中医中药用现代语言走向世界。他的事迹和贡献为学生树立了学习和科研奋斗的目标和方向,培养了学生探索求真的科学精神。

四、案例总结与反思

学生在中国大学 MOOC 自学和课堂学习的基础上,已经能够掌握血的基本概念、生成、运行和功能。本次授课中引入张亭栋教授治疗白血病上所做出的奠基性贡献,让学生感受到中医的价值和魅力。由于课堂教学时间有限,以课外学习、推荐学生阅读的形式鼓励学生积极主动了解学科前沿发展动态,拓展知识结构。

本案例激发了学生担当意识、奉献精神和奋斗热情,鼓励学生不断攀登医学临床实践和科学研究高峰。

案例三 伤寒泰斗刘渡舟教授津液链理论创新及应用

一、案例设计

(一)案例内容

津液链学说是刘渡舟教授对水气病进行系统研究的创新:"中医学认为人体内有一种比较重要的物质叫津液。实际上它包括了血液、精液、髓液、汗液、唾液……它们皆可统称之为津液。津液是一个相互联结又能相互转化的有机体,好像一条链子联在一起,所以,我把它叫作津液链。"血,是人体赖以生存的重要物质。血是由津液所变生,而系于津液链中的一个环节。津液为血液之母,而为临床滋液以生血的治法奠定了理论基础。

李某,女,25 岁。其病饮食减少,口咽发干,周身疲倦,时发烦热,夜寐不安。其月经每二十天即潮,量少而色淡,使人更加疲倦,每致卧床不起。舌红而苔净,脉细数无力,大便自调,惟小便色黄。

辨证:其人饮食减少,口咽发干,而舌红苔净,反映了胃液不足,胃气失和;夜寐不安,时发烦热,而脉细数,则为阴血不足而有热象。夫血源于津液,而津液又化生于饮食。今食少无以化液,则营血无从而生,故周身疲倦而经期卧床不起。

治法:滋胃液以进食,则不补营血,而血亦自复。

方药:沙参 15 g,麦冬 30 g,玉竹 30 g,生地黄 12 g,茯苓 6 g,石斛 15 g,生扁豆 6 g。

此方服至六剂,则胃开能食,诸证均减。转方用固本汤,即:生地黄 10 g,熟地黄 10 g,麦冬 10 g,天冬 10 g,炙甘草 6 g。服十余剂,身体从此逐渐康复。

从上述病例可以看出:凡胃液先虚,而使饮食减少,则营血无从化生而变虚。治法不急于补血,而以甘寒之品先滋津液,使其胃和能食,诸证不治而自已。这种补津液以生营血的方法,亦可用于精虚之人,其疗效也相同。(选自《刘渡舟医论医话100则》)

(二)案例所载知识内容

1.津液的概念 津液是人体一切正常水液的总称。包括脏腑、形体、官窍的内在液体及正常的分泌物。充养血脉是津液的功能之一,津液渗入血脉,化生血液,发挥濡养和滑利血脉作用。

2.津血同源 血和津液均由水谷精微所化生,两者互生互化,同具营养和滋润的功能。脉外之津液进入脉中则化为血,对于津亏者,不宜用伤血、破血等法,即"夺汗者无血";血中之津液可渗出脉外,对于失血过多者,慎用汗法,即"夺血者无汗"。

(三)案例所含思政元素

1.博采众长、学验俱丰 伤寒泰斗刘渡舟教授为我国著名的中医学家、伤寒论研究大家,一生致力于《伤寒论》的研究,博采众长,学验俱丰,形成了独特的学术思想体系。其六经实质论、方证相对论、辨证知机论、古今接轨论、气机论、火热论、水气论、肝胆论等从不同的角度侧面展现了对《伤寒论》研究发展和延伸。津液链理论也是其中的创新之一。刘渡舟教授治学严谨,学术上光明坦荡;为人师表,诲人不倦;医德高尚,济世救人,不分贵贱贫富,一律仁心相待。著书立说,笔耕不辍,倾囊而授,成绩斐然,为医学生学习的楷模和榜样。

2.传承发展、探索创新 水气病是中医特有的病证概念,但自仲景之后尚且没有对水气病证治的系统论述。通过长期临床观察与治疗,刘渡舟发现冠心病、心绞痛患者常常表现为水气病变。他总结了水气病的病机和辨证,提出治疗水气病,法当温阳降冲,化饮利水为主。在仲景苓桂术甘汤的基础上,创制了苓桂茜红汤、苓桂杏苡汤、苓桂龙牡汤、三参救心汤等治疗水气病的有效方剂。本案例中补津液以生营血的治疗方法充分体现了津液和血的互生关系,是中医理论"夺血者无汗,夺汗者无血"的具体应用。案例有助于培养学生的辨证思维能力,以及总结名家的成才经验,坚定专业思想,树立专业自信。

二、案例教学设计与实施

(一)课前

明确学习目标,课前布置预习中国大学MOOC平台本团队建设的国家级线上一流课程《中医基础理论》津液与血及其相互关系,并展开思考,提出问题,小组讨论或汇总反馈给教师。培养学生的自主学习与独立思考能力。

(二)课中

1.案例导入和讨论 导入伤寒名家刘渡舟教授的临床案例,通过一步步设置问题,让学生参与课堂讨论:①分析案例中涉及本章哪些要素;②拟立治疗原则。采用分组回答或抢答的形式,活跃课堂氛围,加强课堂互动。

2. 案例分析和应用讲解　利用PPT展示刘渡舟教授的辨证分析过程,治法方药等内容,结合图示法详细讲解津液与血的生理病理联系,总结归纳学生的回答并答疑解惑。结合本案的辨证治疗思路、介绍刘渡舟教授"津液链"的学术思想,重点讲解"津血同源""夺血者无汗,夺汗者无血"等疑难问题,逐步培养学生的辨证思维能力。

(三)课后

自主学习,推荐阅读刘渡舟教授的学术论文著作及其生平事迹,如《苍生大医刘渡舟》《刘渡舟医论医话100则》等,让学生充分利用图书馆或网络资源,灵活采取读书笔记、小组分享等形式自主学习,深入了解中医名家的成才之路,坚定专业思想,树立专业自信。

三、案例预期效果

(一)知识目标达成度

通过案例,同学们掌握津液的基本概念;津液的生成、输布和排泄过程。对津液与血的关系,和"夺血者无汗,夺汗者无血"的临床意义有较为深刻的认识。

(二)能力目标达成度

通过刘渡舟教授的医案讨论,促使学生全面掌握"津血同源""夺血者无汗,夺汗者无血"等疑难问题,培养学生理论与实践相结合的能力。

(三)思政目标达成度

通过案例分析,学习刘渡舟教授"津液链"的学术创新,锻炼学生的辨证思维能力。通过文献的拓展学习,总结中医名家的成才之路,培养专业自信,激发学生对中医的热爱。

四、案例总结与反思

学生在学习了藏象、精气血津液神等具体内容后,基本能够掌握教材的知识点。可通过案例讨论和自主学习等形式,鼓励学生利用所学知识思考临床实际问题,进而激发学生对解决临床病症的浓厚兴趣。

本案中选择案例导入的方法,先让学生自行讨论,再揭示刘渡舟教授的辨证治疗经过,通过介绍其论文《谈谈人体的津液链》,说明津液与血液互生这一疑难问题及其应用,展现了刘渡舟教授对经典的思考及述评,体现了中医大家博采众长、创新发展的精神,也促进了学生基础知识的巩固和提高。

案例四　国医大师熊继柏活用中医思维辨治黑汗疑难病证

一、案例设计

（一）案例内容

那是 1999 年的病案,病人姓刘,30 多岁,是医科大学的一位教师。出黑色汗 2 个月,开始她自己不知道,只发现内衣上有黑色如墨汁,她不明白这黑色从何而来,后来每次换衣服都是如此,才意识到自己出黑汗了。于是就找西医院的医生看病,后来又到北京协和医院看病,前后两个多月,结论都是"内分泌失调"。但不管用什么药,黑汗还是照流不止。西医院有几位教授向她推荐来找我。她说她流黑汗,但汗并不多,从未摸到黑汗,只在内衣上显现,而且晚上不盗汗,除此之外没有其他自觉症状。于是我看舌脉,舌红苔薄少,脉细略数,这是阴虚之象。我问她是不是有口干,她说:"是的,尤其是晚上口干明显。"我又问她:"手足心热不热?"她说:"有一点。"这个患者的兼症就是夜卧口干,手足心微热,也是阴虚的表现。哪里的阴虚呢?肯定是肾阴虚。因为黑色属肾,选方用知柏地黄汤,并加龙骨、牡蛎,以加强止汗的作用。一共开了 15 付药,因为阴虚不是一下子就能解决的。半个月后她来了,高兴得不得了,说黑汗没有了,但是她从来没有吃过中药,不晓得中药有这么苦。里面有黄柏,焉能不苦啊?她跟我商量,既然好了,就不吃药了行不行?我说,那就不吃了吧!

她高高兴兴回去了,然后在她们学校大肆宣传,说是中医药大学的熊老师治好了她的怪病。大家很好奇,就研究我的处方,最终他们得出一个结论,说我这个方子真正起作用的药就两味:龙骨、牡蛎。他们翻书查了每个药的功效,只有这两味药有涩汗作用。因此,他们认为中医开处方用的某些药是虚晃一枪,真正起作用的是少数药。他们不晓得组方配伍的道理,这就是西医和中医不同的地方。

过了 20 天左右,这个患者又开始流黑汗了。于是她找她的同事开药,因为我的处方放在他们手上研究过。他们认为我的处方只有两味药起作用,于是就开了"龙骨、牡蛎各 30 克",还加了黄芪 50 克,吃了半个月,没效果,黑汗越流越多。她只好又到我这里来了,把这个故事原原本本告诉了我,我听了觉得很好笑。我察看其舌与脉后,还是开的知柏地黄汤加龙骨牡蛎,嘱再吃半个月,病又好了。患者再来问我还要不要吃药,我说:"吸取上次的教训,再吃 10 付巩固一下。"这个患者的黑汗就此彻底治好了。(选自《中医创造奇迹:熊继柏诊治疑难危急病症经验集》)

（二）案例所载知识内容

津液的排泄和脏腑的关系:津液为水谷所化生,分属于五脏,由肾所主。肾是维持体内水液代谢的重要器官。肾所藏的真阴为人体阴液的根本。汗液是津液排泄的重要途径之一。汗液的排泄可由肺气宣发,将津液外输体表皮毛,化为汗液由汗孔排出体外。但肾司封藏,是元气之本,肾气调节水液代谢,固守水液不妄外泄。汗为水之所化,肾气充足,水有所主,水液正常化为汗。肾为阴阳之脏,肾阳、肾阴亏损都会影响肾的封藏,肾阳虚则阳气不固,气失固守则自汗;肾阴虚则虚热内生,虚热迫津外泄则盗汗,皆可成为汗证。

(三)案例所含思政元素

1. 以学识铸信念、以医理彰思维　"信念"是坚定专业思想的核心要素。熊继柏教授以扎实的理论功底展现理论自信、以丰富的临床经验彰显专业自信、以高超的教学水平呈现文化自信。他重视理验合参,围绕临床来塑造中医思维,解析医理,还善于举一反三,活学活用,在医学理论与临床实例的剖析中展示思维辨析过程,实现了思路与方法的传授,启迪学生掌握融贯理、法、方、药的中医思维模式。

2. 以经典为根基,突出中医特色　钻研中医古典著作是学习中医基本理论的重要方法之一。熊老反复强调中医的生命力在于临床,提出"必须以临床为依据'理解经文'和'阐发经义'",注重理论与实践的相互结合。此案例启发同学们学习中医应该遵循中医辨证论治原则,学会融会贯通,注重中医临床实践,应用中医的理法方药进行诊疗活动。

二、案例教学设计与实施

(一)课前

课前预习中国大学 MOOC 平台本团队建设的国家级线上一流课程《中医基础理论》津液的内容,掌握基本概念,提出疑难问题。

(二)课中

1. 提问、串讲津液基础知识　通过随机提问津液排泄有哪些途径？考查学生预习效果,强调掌握基本概念的重要性。结合图示、经典原文分析串讲津液排泄与脏腑的关系。提出问题"如何理解肾者胃之关？"引导学生积极思考。

2. 导入熊继柏教授治疗黑汗案,锻炼学生的中医思维　通过展示医案、设置问题,如"你认为本案辨证治疗与哪些脏腑有关？"开展随堂讨论,启发学生思考、辩论,在案例情境中练习使用中医思维和中医术语的表达。"为什么出汗是黑色的？""黑色与何脏腑有关？"引导学生思考本案的特殊病理表现,结合案例中误用龙牡、黄芪的无效治疗作为对比,突出中医思维治疗疑难杂症的优势,鼓励学生以国医大师为榜样,熟读经典,立足临床,提升中医思维和治疗水平。

(三)课后

自主学习,充分利用网络资源,推荐学生查阅熊继柏教授的生平事迹、讲稿著作,如学习中国知网上的文章,"国医大师熊继柏论如何学习中医""国医大师熊继柏论学习中医常见的误区""国医大师熊继柏学术思想与临证特色析要"等,丰富知识视野,培养主动自学的习惯和能力。

三、案例预期效果

(一)知识目标达成度

津液的排泄与脏腑的关系属于本章的重要内容。本案例涉及的知识点融合了前期所学的知识点五脏应五色理论、五脏生理功能及津液排泄与脏腑的关系等内容。通过课前预习,明确重点难点,课中引导学生回顾和总结基础知识,进行案例讨论及分析,课后进行归纳和总结,帮助学生理解本案黑汗从肾治的理论基础,从而系统、灵活掌握津液排泄相关理论,保障课程目标良好达成。

(二)能力目标达成度

结合创设生活情境,经典经文拓展情境,对医案的层层分析归纳,使学生很好地掌握汗液排泄和脏腑的关系,以"高阶性、创新性、挑战度"为标准,培养学生学会辨证求因,抓住内在病机之要领,培养学生知识贯通和融合的能力。

(三)思政目标达成度

通过案例学习熊继柏教授活学活用中医思维辨证治疗疑难杂症,锻炼学生的辨证思维能力,树立学生的专业自豪感。通过文献的拓展学习,总结中医学习的方法,汲取熊世柏教授"理论奠基础,实践出真知"的中医研习经验,建立中医理论自信与文化自信。

四、案例总结与反思

津液代谢与脏腑的关系是需要学生掌握的基础知识,也是学习的难点。教学中既要重视基础知识的教学,同时,要注重培养学生综合思维能力,认识到临床病症的复杂性。通过引入国医大师熊继柏教授诊疗患者流黑汗的疑难杂症,有助于帮助学生进行知识的融会贯通,激发学生学习的兴趣,进一步培养中医思维,在临床实践中举一反三,提升学生灵活运用中医理论分析问题和解决问题的能力。

本案属于临床疑难杂症,患者的特殊临床表现和治疗彰显了中医思维的优势,本案的分析与治疗充分体现了"中医的生命力在于临床"的核心理念。有效地达成了"两性一度",即高阶性、创新性与挑战度。

从中医学徒到大学名师,最终成为国医大师,熊继柏教授成才之路不同寻常,他熟读经典,立足临床,用经典指导临床的知行合一治学观,对中医人才培养也具有指导意义。

案例五　小大方圆——孙思邈的中医智慧

一、案例设计

(一)案例内容

智圆行方出自《文子·微明》。老子曰:"凡人之道,心欲小,志欲大;智欲圆,行欲方。"

圆:圆满,周全;方:端正,不苟且。形容知识要广博周备,行事要方正不苟。意思为有雄才大志又品行方正,方能实现德与才的结合。圆也可以解释为变通灵活。

智圆行方,是立身处世的两个重要方面。行方,是立身标准与做人的操守;智圆,是处世之道与人生的智慧。后世把"智圆行方"划归为一种做事胆大心细,内有操守,外能屈伸的处世哲学。

孙思邈生活在隋唐两代，长期在民间行医，治病救人，寿百余岁。唐初诗人卢照邻患有顽疾，医治不好，就问孙思邈："高明的医生凭什么能治好疾病？"孙思邈说："医生诊病，是从显露于外的征象，看隐蔽的实质，也就是通过望、闻、问、切，观察患者显于外的异常表现，判断疾病的病因和病位，然后用药物疏通，用针灸治疗。"在谈到医生应该具备的素质时，孙思邈指出："胆欲大而心欲小，智欲圆而行欲方。"小，心细。心欲小，孙思邈强调医生在诊病的时候要特别心细周到。大，胆大。胆欲大，就是在做决断的时候一定要果断，不能优柔寡断。

方，规则、规矩。行欲方，就是诊断、治疗要遵循规矩，遵循一定的操作规范。

圆，圆通、变通。智欲圆，就是在特定情况下，要会变通，不能死守规则，以救人为要务。

（二）案例所载知识内容

1. 心主思维活动　思维活动是以心神为主导的各脏腑功能活动协调的过程，《灵枢·本神》将其概括为意、志、思、虑、智。"所以任物者谓之心，心有所忆谓之意，意之所存谓之志，因志而存变谓之思，因思而远慕谓之虑，因虑而处物谓之智。""意、志、思、虑、智"，都是在"心有所忆"的基础上产生的，即感性认识的加深过程。成为一个良医，需要胆大、心细、行方、智圆的品格。

2. 智　智是在意、志、思、虑的基础上产生的处理解决问题的能力和智慧，是心理过程的最高阶段。不能简单理解为智力高下，需要结合传统文化思考中医智慧如何体现。

（三）案例所含思政元素

1. 胆大、心细、行方、智圆的良医品质　孙思邈是中国医德思想的创始人。学生在《医古文》课程中已经学习过孙思邈的《大医精诚》，已被他一心赴救、不慕名利的精神和事迹深深折服。孙思邈还对良医的诊病方法做了总结："胆欲大而心欲小，智欲圆而行欲方。""胆大"是要有如赳赳武夫般自信有气质；"心小"是要如同在薄冰上行走，在峭壁边落足一样时时小心谨慎；"智圆"是指遇事圆活机变，不得拘泥，须有制敌机先的能力；"行方"是指不贪名、不夺利，心中自有坦荡天地。解读传统文化中的智圆行方，引发学生对传统文化和中医智慧的思考和感悟，鼓励学生立志成为"行方""智圆""心小""胆大"的好医生。

2. "德术并重"的医学伦理观　孙思邈认为医学作为"至精至微"的学科，《备急千金要方·论大医习业》中讲到："凡欲为大医，必须谙《素问》《甲乙》《黄帝针经》……又须妙解阴阳禄命，诸家相法，及灼龟五兆，《周易》六壬，并须精熟，如此乃得为大医。"医学是一门博大精深的学科，要求医者必须潜心钻研医学知识，广泛研读各种书籍，坦诚认识自己所学知识的不足，在从医道路上虚心学习，对医技追求精益求精。

学习孙思邈谦逊严谨的态度，有利于端正医疗作风、帮助医护人员树立良好的职业道德、提高专业技能水平，更好地为患者服务，为中医药事业做贡献。

二、案例教学设计与实施

(一)课前

明确学习目标,课前布置预习中国大学 MOOC 平台本团队建设的国家级线上一流课程《中医基础理论》神的内容,并展开思考,提出问题,小组讨论或汇总反馈给教师。培养学生的自主学习与独立思考能力。

(二)课中

1. 神的相关理论阐释　教师通过复习回顾神的广义与狭义概念,分析神的生成与藏象、精气血津液的关系,总结神的功能。进一步讲解神的分类,结合《灵枢·本神》分析有关思维活动的原文,创设生活情境,结合传统文化,举例说明中医学以心为主宰的思维过程,激发学生的兴趣。

2. 分组讨论　提出启发性问题"志与智含义是否一致?",引导学生思考何为"行方智圆?"随堂分组讨论行方智圆在中国传统文化和中医治疗中的具体体现,鼓励学生积极实时分享,提高学生的沟通和表达能力,实现有效教学互动。

(三)课后

设置小组活动,推荐学生阅读李中梓的《医家行方智圆心小胆大论》,结合孙思邈的《大医精诚》,让学生利用图书馆或网络资源整理名医名家的医德故事,灵活采取分组讨论、思政小论文等形式自主学习、分享心得,探讨成为名医需要具备哪些条件和素质,深入学习和体会德术并重的中医智慧,培养自主学习能力与团队协作能力。

三、案例预期效果

(一)知识目标达成度

神的广义与狭义概念,心与五神、情志的关系学生已经学习过,通过串讲复习、温故知新,进一步使学生理解心主思维的理论。五神、情志虽分属五脏,但受心神统摄调节。而思维活动也是以心神为主导的各脏腑功能活动协调的过程。

(二)能力目标达成度

通过讲解《灵枢·本神》关于思维活动的原文,使学生准确理解心主思维活动的过程;结合传统文化"智圆行方"和孙思邈"小大方圆",体悟中医智慧。

(三)思政目标达成度

通过讨论,引发学生对传统文化和中医智慧的思考和感悟,鼓励学生精研医术、谨守医德,立志成为"行方""智圆""心小""胆大"的良医。

充分发挥历代名医的榜样作用,将高尚医德根植于学生心中,使学生在潜移默化中树立"德术并重"的医学伦理观,提高学生的医德修养。

四、案例总结与反思

智圆行方不仅体现了中国传统文化的智慧,也是中医智慧的体现。学好中医,提升医德修养,德术并重,也是新时期医学生培养的关键问题。

课程思政融入专业课教学中,要注意课程内容设置的联系与衔接,避免重复,逐步提升。限于课堂教学时间有限,不能展开长时间的讨论,可以选择合适的主题与知识点,以课后讨论或课外拓展的形式,作为课堂教学的延伸。

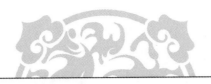

第五章 经络

经络学说是中医学理论体系中的重要内容,是古代医家在医疗实践中对人体生命活动规律的一个重要发现。经络将人体的五脏六腑、四肢百骸、五官九窍、皮肉筋脉等组织器官联结成一个统一的有机整体,通过信息传递、整体调节使机体保持协调平衡。

本章从经络的概念、经络系统的组成、经络的循行以及经络的生理功能等方面,介绍中医学有关经络的基本理论知识。

一、教学目标

(一)知识目标

1. 掌握经络的概念、经络系统的组成。

2. 掌握十二经脉的走向交接规律、分布规律、表里关系、流注次序。

3. 掌握奇经八脉的概念、主要生理功能;督脉、任脉、冲脉、带脉的循行和基本功能。

4. 掌握经络的生理功能。

5. 了解经别、别络、经筋、皮部的基本概念。

6. 了解阴跷脉、阳跷脉、阴维脉、阳维脉的循行路线和基本功能。

7. 了解经络学说的临床应用。

(二)能力目标

1. 掌握十二经脉的循行规律,理解十二经脉与十二脏腑、十二时辰的对应关系,进一步认识中医学天人合一观念。

2. 能够将经络理论与藏象学说结合起来,深刻理解经络在构建人体有机整体中的重要作用。

3. 能够比较区分正经与奇经,同时把握其生理联系。

(三)思政目标

1. 通过介绍针灸走向世界,增强文化自信与民族自豪感。

2. 通过介绍针灸名医名家医德思想,培养学生勤奋拼搏、博学济世和医者仁心的精神。

3.通过讲述经络学说的形成与发展,坚定学生的中医自信与专业自信。

4.通过介绍经络现代研究进展,培养学生科学求真、守正创新的科研精神。

二、相关知识板块的思政元素分析

(一)针灸走向世界,坚定中医自信

习近平主席向世界卫生组织赠送针灸铜人雕塑,针灸铜人既是标准化的模具,也代表中国的形象。针灸是中医学的原创发明,作为中医学的名片,已从我国走向世界,被103个国家和地区认可和应用。国礼"针灸铜人"彰显着中医针灸技术不仅造福国人,也为全球人民健康作出了重大贡献。培育学生的民族自豪感,使学生坚定中医自信。

(二)皇甫谧以身试针,诠释大医精诚

通过皇甫谧无数次以身试针从而修正完善针灸医法的事迹,厚植学生"大医精诚"的医术医德;通过皇甫谧终身不仕、不逐名利,一心向学,苦研针灸的事迹,激发学生勤奋好学的内驱力。

(三)守正创新,传承与发展中医药

经络学说的形成以及《针灸甲乙经》的成书、络病理论的形成、针刺麻醉的应用等经络学说的发展,很好地诠释了中医药的守正创新。这些案例将激发学生科学求真、守正创新的精神,引导新一代中医学子在继承中医药的基础上,不断创新与发展中医药事业。

案例一 国礼"针灸铜人"——向世界讲述中医学"古意新象"

一、案例设计

(一)案例内容

2017年1月18日,国家主席习近平在日内瓦访问了世界卫生组织并会见陈冯富珍总干事。习近平主席和陈冯富珍共同出席中国向世界卫生组织赠送针灸铜人雕塑仪式,并为针灸铜人揭幕。作为礼品赠送给世界卫生组织的针灸铜人高1米82,以国家博物馆所藏的铜人作为模版,由3D打印制作而成,一个浑身布满穴位的铜人雕塑,顿时吸引了世界目光。习近平在致辞中指出:中国期待世界卫生组织为推动传统医学振兴发展发挥更大作用,为促进人类健康、改善全球卫生治理作出更大贡献,实现人人享有健康的美好愿景。

针灸铜人,是中医针灸所使用的一种由青铜浇铸而成的人体模型。全身标注559个穴位,其中107个是一名二穴,共计666个针灸点。且胸背前后能够开合,体内雕有脏腑器官。针灸铜人是世界上最早的医学教学模型和人体解剖模型,它在古代是针灸教具,也是检测学生水平的考试工具。考试时,铜人外层涂蜡,体内灌注水银,学生根据试题以针刺穴,针入水银出,就算合格。

针灸铜人既是标准化的模具,也代表中国的形象,赠送给世界卫生组织能起到很好的推广作用。《世界卫生组织传统医学战略2014—2023》报告当中提供了一个数字,他们对120个团体会员进行调查,其中有103个国家和地区都有使用针灸,20多个国家有针灸的立法,18个国家把针灸纳入了医疗保险。他们认为针灸是所有传统和替代医学当中使用最多的。我国在中医药方面的国家标准目前有30多项,其中28项是针灸的标准,针灸的国家标准占整个国家标准的85%以上。这尊针灸铜人作为中医药的一种标准和典范,将静静地站在世界卫生组织的总部中,向世界讲述中医学的"古意新象"。

（二）案例所载知识内容

1.经络的概念 经络是沟通人体上下内外,联络脏腑形体官窍,感应传导信息的特殊通道。针灸铜人表面铸有经络走向及穴位位置,脏腑器官雕刻得栩栩如生,使抽象的概念形象化、具体化,方便中医理论学习,让学习效果得以科学的检测,是古代医家集体智慧的伟大象征。

2.经络学说的形成与应用 经络学说的形成经历了漫长的过程,针灸铜人是这一发展历程的里程碑,更是经络理论应用于临床实践的重大飞跃。作为中医药的标准和典范之一,针灸铜人连接了中医与世界,向世界讲述了中医学的"古意新象",极大地助力了中医的国际传播。

（三）案例所含思政元素

1.中华医药,国之瑰宝 中华文明绵延数千年,创造了无数文化瑰宝。习近平曾以文明的视角评价道:"中医药学凝聚着深邃的哲学智慧和中华民族几千年的健康养生理念及其实践经验,是中国古代科学的瑰宝,也是打开中华文明宝库的钥匙。"习近平的"中医情结",源自深沉的文化自信。

2.中医针灸,走向世界 针灸作为中医文化的典型代表之一,具有较高的实践性和技艺性,且临床疗效显著,备受医家青睐,并于2010年被国家作为申遗的优先项目提出。聪明智慧的中医先贤创制了世界上第一个国家级经络腧穴文字标准——《铜人腧穴针灸图经》,并铸造了两尊针灸铜人,以立体人体模式标注了354个针灸穴位,无论是其医学价值还是制造工艺,都堪称世界瑰宝。

二、案例教学设计与实施

（一）课前

明确学习目标,课前预习中国大学MOOC平台本团队建设的国家级线上一流课程《中医基础理论》经络学说的内容,并展开思考,提出问题。培养学生的自主学习与独立思考能力。

（二）课中

1.讲解经络学说的形成 利用PPT为主、板书为辅的教学手段,结合视频播放,讲解经络学说的形成。

2.提出问题,启发思考 设置思考题:"针灸与经络之间的关系如何",引导学生主动思考和探究,在此基础上梳理经络学说的形成过程。

（三）课后

布置小组作业：以小组为单位查阅"针灸国际推广及发展现状"，完成一篇小论文，在线提交。

三、案例预期效果

（一）知识目标达成度

本部分学习内容涉及经络学说的形成、经络的概念等相互交融的诸多方面。通过"针灸铜人"这一案例，形象生动地展现出经络学说形成过程中的典型事例，加深同学们的认识，更好地完成预设的知识目标。

（二）能力目标达成度

通过课堂互动及课后拓展训练，培养学生独立思考和查阅资料的能力，使学生自主学习、综合分析问题的能力得到提高，达到预设能力目标。

（三）思政目标达成度

将针灸的发展现状及国际传播推广与知识点相结合，让学生深刻领悟中医理论的生命力和科学性，以及所蕴含承载的文化价值，坚定学子们的文化自信及专业自信，并以未来的发展方向为引领，使学生主动承担起中医学"守正创新"的使命与担当，实现思政育人目标。

四、案例总结与反思

经络学说比较抽象，初学时对学生进行引导非常重要。在此引入针灸的国际传播与推广案例，不仅可以帮助学生更好地学习专业知识，还可以增强专业自信、文化自信，使学生肩负起发展中医药、传承中医药的使命。

案例二 针灸鼻祖皇甫谧"以身试针"——著《针灸甲乙经》

一、案例设计

（一）案例内容

皇甫谧，字士安，自号玄晏先生，魏晋著名学者、医学家、史学家，皇甫谧出身东汉名门世族，后家道衰落，15岁时随叔父迁居新安（今河南新安县），他自幼贪玩不思上进，20岁仍游荡无度，犹不好学，人以为痴。42岁时（公元256年）不幸患风痹症，在服用中药后仍未好转，于是他悉心攻读医学，参照《黄帝内经》对人体经络血脉和100多个穴位的初步认知，无数次以身试针，不断探索试验性针灸。通过将特制钢针刺入穴位而融通经脉，并通过经络、血脉作用于关联的腑脏器官，达到减轻或治愈疾病的目的。通过结合前人成果，"删其浮辞，除其重复，论其精要"，并融合自身实践，不断修正完善人体穴位经脉针灸医法,提升理论指导性和科学操作性。68岁时(公元282年),经过20多年努力,传世巨作《针灸甲乙经》终于成书经世。皇甫谧多年间屡诏不仕,推举他为"贤良方正""太子中庶""议郎""著作郎""功曹"等职,他都淡然弃之,终身不仕。皇甫谧被尊崇为"世界针灸鼻祖",被联合国教科文组织列为中国古代历史上唯一与孔子齐名的世界历史文化名人,闪耀在人类医学的浩瀚苍穹。

(二)案例所载知识内容

经络学说的发展:《针灸甲乙经》是我国现存最早最全面的针灸学专著,对中华针灸学发展起了承前启后的巨大作用。由晋到宋的针灸著作,都是在《针灸甲乙经》基础上发展起来。唐代医署设立针灸科,并将其作为医生必修教材。此书传到国外,特别受到日本和朝鲜的重视。直到今日,我国中医针灸疗法虽在穴名上略有变动,但在原则上均遵循于它。唐代医学家王焘评此书:"医人之秘宝,后之学者,宜遵用之"。

(三)案例所含思政元素

1. 刻苦奋斗的拼搏精神 皇甫谧少年时不思上进,后听叔母教诲,痛改前非,发愤苦读。因家贫困,不能上学读书,便借书背诵,学问日有所进。从浪荡少年变为集文、史、医、哲于一身的一代大家,其研究领域之广泛、成就之丰硕,世所罕见,一生文史医学著作达25种。

2. 不务虚名的济世精神 皇甫谧一生,先后受到七次征召进朝做官,皆以病、老为辞,惟向晋武帝借书一车,虽疾羸不堪,仍苦读不辍,披阅不怠。皇甫谧一心向学,苦研针灸,济世救人,又甘守贫贱,终身不仕,远离名利。

3. 忠于科学、以身试针的献身精神 皇甫谧42岁时因患风痹症,在服用中药后仍未好转,悉心攻读医学,发现医书中对针灸之法存在很多表述不清、研判不准之处,十分不利医者操作。而如果取穴不准,针灸不但不能治病,还会造成损伤。于是,皇甫谧无数次以身试针,修正完善人体穴位经脉针灸医法,提升理论指导性和科学操作性。《针灸甲乙经》开创了世界针灸医学先河,为后世针灸学树立了光辉典范。至今一千多年来,依然为无数人祛除病痛发挥着神奇不朽的作用。这种严谨求实的治学态度、无私奉献的探究精神激励同学们以"仁心"为准则,以"妙术"为目标,打牢医学基础,担当时代重任。

二、案例教学设计与实施

(一)课前

课前预习中国大学MOOC平台本团队建设的国家级线上一流课程《中医基础理论》经络学说的形成内容,并展开思考,提出问题。培养学生的自主学习与独立思考能力。

(二)课中

传统教学结合PPT,以经络学说的形成和发展为脉络,以时间轴的方式梳理、介绍代表医家及著作,加深学生对不同时期经络学说发展的理解。以皇甫谧生平事迹及贡献为例,向学生传授知识内容及其拼搏、济世、献身的精神,让学生在鲜活的事迹面前,立志为中医事业的建设与发展贡献力量。设置问题"皇甫谧的生平事迹中,你感触最深的是什么?"

（三）课后

自主学习：查阅皇甫谧学术思想现代相关研究进展。

三、案例预期效果

（一）知识目标达成度

本学习内容是让学生了解经络学说的形成，《针灸甲乙经》对中华针灸学发展起了承前启后的巨大作用，后世针灸著作都遵从于此，奠定了中医针灸学科理论基础。通过多种学习方法相结合，使学生了解经络学说的形成，完成预设的知识目标。

（二）能力目标达成度

学生在课堂互动讨论及课后自主学习中，培养了学生自主学习、综合分析问题的能力，又进行分工合作，加强学生的沟通协作能力，达到预设能力目标。

（三）思政目标达成度

通过对皇甫谧生平事迹和《针灸甲乙经》地位与作用的学习，学生深刻领悟了皇甫谧刻苦奋斗的拼搏精神、不务虚名的济世精神，以及忠于科学、以身试针的献身精神，能够将其精神内化于心、外化于行。

四、案例总结与反思

以皇甫谧对经络学说所作出的突出贡献生动事迹为例，其刻苦奋斗的拼搏精神、不务虚名的济世精神、忠于科学、以身试针的献身精神对学生具有示范作用，使学生学习之后印象深刻；在学习过程中，体悟理论与实践相结合的重要性，为以后临床工作打下坚实的思想与实践基础。

案例三 络病学的前世今生——中医络病学的形成与发展

一、案例设计

（一）案例内容

2020年新冠疫情期间，连花清瘟防治新冠病毒感染、减少转重症的功效获得了确凿证据，在国内外疫情防控中发挥了重要作用。经基础研究与应用实践验证疗效可靠：国际药理学界主流期刊《药理学研究》发表的《连花清瘟对新冠病毒具有抗病毒、抗炎作用》研究发现，连花清瘟能显著抑制新型冠状病毒在细胞中的复制，连花清瘟处理后细胞内病毒颗粒表达显著减少；国内20余家新冠病毒感染收治医院共同参与的"中药连花清瘟治疗新型冠状病毒肺炎前瞻性、随机、对照、多中心临床研究"，结果发表于国际植物医学领域影响因子较高的杂志《植物医学》。连花清瘟胶囊良好的疗效离不开其深厚的理论基础和科学研究的探索，而与之相关的即是中医"络病学"理论。其创立者为吴以岭院士(2009年当选为中国工程院院士)。在诊治冠心病患者过程中,在处方中加入全蝎、蜈蚣、土鳖等虫类药而观察到了显著疗效,将该方命名为"通心络",又先后承担国家重点基础研究发展计划课题("973计划"),溯源络病学发展历史,成立"络病学"证治体系,形成"络病学"新学科,开发中药新药,荣获国家科技进步奖。"络病学"理论的形成体现了中医理论的生命力。

(二)案例所载知识内容

1. 经络系统的组成 经络是经脉与络脉的总称,络脉是经脉的分支而网络全身,有别络、浮络和孙络之分。吴以岭院士在此基础上,创立了络病学说,发展了经络理论。

2. 经络的生理功能和应用 "经络"最早见于《黄帝内经》,记载了络脉的望诊和切诊及络病形态上的改变。启发后世在络病治疗中,重视治血、活血化瘀等"通"法的运用。吴以岭院士成功运用中医络病理论指导诸多疾病的治疗,彰显了中医络病理论在疾病诊疗中所具有的独特优势。

(三)案例所含思政元素

1. 理论发展,展现守正创新精神 络病理论逐步深入和发展,在一些慢性、复杂性疾病的治疗中发挥了重要的作用,如心脑血管疾病、肿瘤和一些感染性疾病。络病理论是中医药传承创新的典范,被收入了中华中医药学会和中国中医科学研究院联合从全国遴选的27项新中国成立以来的重大理论传统创新典藏。

2. 综合集成深化发展,蕴含专业自信 络病学理论源于《黄帝内经》,发展于《伤寒杂病论》,清代的叶天士是集大成者,是传承创新的典范。络病学理论在医药结合、循证再评价、多学科合作交叉等方面,都展现了中医理论旺盛的生命力,有利于学生树立中医自信、专业自信。

二、案例教学设计与实施

(一)课前

明确学习目标,课前预习中国大学MOOC平台本团队建设的国家级线上一流课程《中医基础理论》经络的生理功能与应用内容,并展开思考,提出问题。培养学生的自主学习与独立思考能力。

(二)课中

向学生讲授络病学的理论及其发展。在教师的指导下,学生以小组为单位,围绕络病学的理论基础,即《黄帝内经》《伤寒杂病论》、叶天士对络病的认识,各抒己见,通过讨论或辩论活动,巩固络脉的知识内容。

(三)课后

以"络病学的现代发展"为题,引导学生查阅相关资料,通过自主探究和实践,形成书面学习报告,培养学生自主学习能力。

三、案例预期效果

（一）知识目标达成度

通过教学实施,使学生掌握络脉的概念、分类,了解络脉在临床的应用,完成预设知识目标。

（二）能力目标达成度

通过讨论法,培养学生的综合分析能力,能够全面、系统、逻辑清晰地分析和解决问题的能力,包括对问题的识别、信息的收集和整理、问题的分解和解决等多个方面。在课后的资料查询中,培养学生的自主学习能力,能够主动、积极、有计划地学习,并能够运用所学知识进行独立思考和创新。

（三）思政目标达成度

通过此案例,让学生感受到用创新思维和刻苦钻研的精神促进中医学与时俱进,也同时展现出中医药理论资源的生命力"取之不尽,用之不竭"。在以后的学习中,使学生树立远大志向,积极参与中医理论传承创新,为络病学等理论的研究贡献力量。

四、案例总结与反思

在课前准备更充足的教学资源,设置教学策略,包括知识内容、思维能力、思政融入等,以便更好地帮助学生掌握重点和难点,注重知识培养的同时,实施德育。

在教学实施过程中注重学生的反应和问题,互动讨论,应及时调整自己的教学方式和策略,以更好地满足学生的学习需求和提高学生的学习兴趣。鼓励学生提出问题和疑惑,并积极引导学生思考和解决问题。不仅有利于学生的学习和提高,还有助于增强学生的自信心和创造力。

案例四 针刺麻醉——中医药走向国际

一、案例设计

（一）案例内容

1972 年美国总统尼克松访华,随行记者 500 名。记者中詹姆斯·罗斯顿患阑尾炎,在北京协和医院做阑尾切除术,应用针灸疗法消除术后疼痛,取得成功。在华期间詹姆斯还参观了针刺麻醉,回国后即在《纽约时报》撰写有关报道,以大幅醒目标题刊于头版,在美引起了轰动,从而促使美国国立卫生院（NIH）注意到中国的针灸疗法。

罗斯顿在北京因病住院期间,周总理专程到协和医院探望了他。第一次见面,周总理就对他提到了针灸,说针灸会帮助他康复。周总理一直对中西医结合成果十分关心,曾多次亲自过问针刺针麻研究。由此可见,周总理对罗斯顿接受针灸治疗和对针灸有兴趣的情况十分了解,中国的针灸外交此时无疑已经开始了。

中国的"针灸外交"不但震撼了西方客人,也引起了海外华裔人士的极大兴趣。诺贝尔物理学奖获得者杨振宁博士是最早应邀访华的美国华裔科学家之一。他于尼克松总统访华之前就到了中国,被安排到各地参观访问。杨振宁博士回到美国后,在他任教的大学发表了重要演讲。讲演中有关针灸麻醉的内容最为精彩,不时赢得听众的阵阵掌声。

（二）案例所载知识内容

经络学说的生理功能和应用:针刺麻醉是指在中国针灸疗法基础上发展起来的一种独特的麻醉方法,是经络学说的临床应用。即用手捻针或电针刺激某一穴位或某些穴位,以达到镇痛目的,使手术在不用麻醉药物的情况下进行。

（三）案例所含思政元素

1. 理论传播与发展,坚定专业自信　20世纪70年代,尼克松访华,中医针灸也被作为一种外交手段随之传到美国,引发海外"针灸热"。2010年,"中医针灸"成功入选联合国教科文组织人类非物质文化遗产代表作名录,标志着中医针灸得到了国际社会的认同,也标志着中医针灸的传承保护、发展利用获得了联合国的国际"通行证"。

2. 守正创新的生动实践　针刺麻醉是针灸与麻醉学相结合的产物,是我国中医现代化研究和中西医结合研究针灸镇痛所获得的一项新的巨大成果。针刺麻醉根据辨证取穴、循经取穴和局部取穴的原则选择穴位进行针刺,通过捻针或电针刺激来降低患者的疼痛敏感性,从而达到一定的麻醉效果并使患者保持清醒状态,为手术提供非药物麻醉的无痛环境,是一种安全可靠的麻醉方法,也是中医药守正创新的生动实践。

二、案例教学设计与实施

（一）课前

明确学习目标,课前预习中国大学MOOC平台本团队建设的国家级线上一流课程《中医基础理论》经络学说生理功能和应用内容,并展开思考,提出问题。培养学生自主学习与独立思考的能力。

（二）课中

通过针刺外交的故事引入,向学生讲授针灸麻醉的研究现状及临床应用。在教师的指导下,学生以小组为单位,围绕针刺麻醉作用机制及理论基础,通过讨论或辩论活动,各抒己见,巩固经络学说的生理功能和应用的知识内容。

（三）课后

设立"针刺麻醉临床应用案例"为主题,引导学生查阅相关资料,通过自主探究和实践,培养学生自主学习能力。

三、案例预期效果

（一）知识目标达成度

通过教学实施,使学生掌握经络学说的生理功能与应用,完成预设知识目标。

（二）能力目标达成度

在完成教学目标的基础上，教师应该注重培养学生的自主学习能力，应注重启发式教学，引导学生主动思考、积极参与课堂活动。

（三）思政目标达成度

通过此案例，让学生坚定中医专业自信及文化自信，同时以针灸麻醉的发展，展现出中医药理论的生命力和中医人对中医理论的传承与发展，使学生在以后的学习中，积极参与中医理论传承创新，致力于以科学研究发展中医，走中西医结合的道路。

四、案例总结与反思

在此教学案例中，通过针刺麻醉的临床应用及国际传播，让学生领悟理论创新的重要性并坚定专业自信。教学方法采用学生自主学习与教师引导相结合，针对部分学生在学习过程中出现的迷茫和困惑，需要教师更加及时和细致地进行指导和帮助。在之后的教学中，应更加注重创新教学方法的探索和应用，以提高教学质量和效果，更好地适应教学发展的需要。

案例五 经络现代研究彰显科学求真精神

一、案例设计

（一）案例内容

经络的客观存在已为世界公认，对于中医理论中有关经络实质的研究一直在进行，但其物质基础和作用机制却不能为已有的科学和医学知识所说明。经络实质研究是用现代科学的知识与方法探讨和阐明经络的物质基础和作用机制的研究课题。人们对于经络实质的探究从未停止过，在20世纪70年代就提出了"肯定现象，掌握规律，提高疗效，阐明实质"的指导原则，并列为我国"七五"攻关项目，在国外引起广泛关注并投入大量人力、物力开展研究，成为国际性的重要科研课题。现已借助现代科技手段从多学科、多领域的角度探明其机制，并努力为经络实质的研究找到突破点，已有的研究包括经典经络理论研究、经络的现代理论研究、经络的临床研究、经络的实验研究。目前已取得一系列重要进展，首先是对经络现象的证实和肯定。关于经络的物质基础和作用机制的探讨，已进行的有循经感传的临床与实验研究、体表各种经络现象的研究、经络与腧穴的影象研究、经络与腧穴的电现象及其他物理特性的研究、经络与腧穴的形态学研究、经穴与各种体表点关系的研究、经络与神经系统功能关系的研究、经络与体表内脏相关的研究、经络与体液因素关系的研究、针灸经穴对机体各系统影响的研究、微针系统的研究、经络的发生学研究，以及从系统论、信息论、控制论、耗散结构理论对经络的研究等。发现经络现象虽与已知的解剖学、生理学现象有关但又不同，需要作出新的说明，为此已提出多种假说，如神经-体液调节说、人体自控系统说、第三平衡系统说、二重反射假说、概念性单元说、经络－皮层－内脏相关假说、体表内脏植物性联系系统说、气说、机体能感知的气血液通道说、波导说、类传导说、低阻经络说、良导络说等。

（二）案例所载知识内容

经络的生理功能和应用：经络是中国古代医者在认识人体生理、病理、诊断、治疗实践过程中的理论总结，是对人类医学的重大贡献，对于经络系统到底是什么、存在于哪里、通过何种机制发生作用的，一直以来都是国内外学者密切关注的研究课题。经络与腧穴实质的探讨成为中医学乃至现代生命科学研究的重要命题。探明经络的实质将会对中医学理论到临床体系的发展产生巨大的推动作用。

（三）案例所含思政元素

1. 深入探究，彰显科学求真精神　经络实质的研究成果能揭示中医基础理论的科学内涵，对促进中医药学的发展具有重要意义。近几十年，国内外专家学者用先进的科学仪器和设备进行了多元化实验，提出了多种假说，其研究成果仍然在不断丰富和完善中。未来，随着科学技术的发展和研究的深入，相信中医经络实质研究将会取得更大的突破，为人类健康事业做出更大的贡献。案例让学生感受到中医理论的神奇魅力，培养同学们求真、务实地探索真理的科学精神。

2. 理论发展，增强中医自信　中医药学理论体系是中华民族在长期医疗实践和经验总结中形成的，具有独特的理论体系和诊疗方法。习近平总书记讲到要发展中医药，注重用现代科学解读中医药学原理。在现代医学高度发达的今天，中医理论自信仍然具有重要意义，它是中华民族文化自信的重要组成部分，也是中华文化走向世界的重要窗口，通过此案例使学生对中医药学理论体系的树立坚定信仰和信心，增强学生中医理论学习的自信。

二、案例教学设计与实施

（一）课前

课前预习中国大学MOOC平台本团队建设的国家级线上一流课程《中医基础理论》经络学说生理功能和应用内容，并展开思考，提出问题，培养学生主动学习与独立思考的能力。

（二）课中

在学习经络内容之后，布置"经络实质研究现状及进展"的拓展训练，以达到高阶性的学习目标。结合案例，使学生分组进行讨论，既有分工又相互协作，拓宽思路，培养学生解决复杂问题的综合能力和高级思维。

（三）课后

选择"经络实质研究现状及进展"作为研究主题，创设学术（或科学）研究的情境，通过学生自主、独立地发现问题、搜集与处理信息等探索活动，培养学生的探索精神和创新能力。

三、案例预期效果

（一）知识目标达成度

对经络知识点进行梳理总结，在掌握经络基本知识的基础上，通过引导学生思考："经络的实质是什么？"让学生在掌握理解知识的基础上，再进行应用探索，体现出教学的高阶性，完成预设知识目标达成度。

（二）能力目标达成度

在进行知识学习的同时，采取自主学习法、合作学习法、探究学习法三种教学方法的结合应用，可增强学生的主动性、自主性、创新性和合作性，旨在培养学生的自主学习能力、合作精神和创新能力，以适应现代社会对人才的需求。它们在学生的学习和发展中具有重要的作用。

（三）思政目标达成度

科学求真精神是指对客观事实的尊重和追求真理的强烈愿望，是科学研究中最基本的道德准则和行为规范，中医理论自信是对中医学理论体系的坚定信仰和自信，源于中医学在长期实践中所形成的独特理论体系和临床疗效，同时也是中医药学能够持续发展并走向世界的内在动力。通过此案例，可以培养学生的科学求真精神和中医理论自信，推动中医科学发展和中医药学进步。

四、案例总结与反思

在教学方法上，此案例采用自主学习法、合作学习法、探究学习法相结合的方式。通过自主学习和合作探究，学生们不仅了解了经络实质的研究进展，同时，学生们也学会了如何通过自主探究解决问题，并培养了团队合作精神和创新精神。

本次教学实践表明，采用以上三种相结合的方式有助于提高教学效果和学生的综合素质，在教学过程中，以最大限度地发挥学生的潜能并提高教学质量。

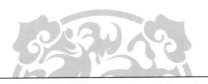

第六章 体 质

体质学说是以中医理论为指导,研究人体体质的概念、形成、特征、类型及其与疾病发生、发展、诊断、治疗和预防关系的理论体系。体质影响着人对环境的适应能力,对疾病的抵抗能力,以及发病过程中对某些致病因素的易感性和病理过程中疾病发展的倾向性等,进而影响着某些疾病的证候类型和个体对治疗措施的反应性,从而使人体的生命过程带有明显的个体特异性。明确体质概念与运用,在养生保健以及治疗中意义重大。

一、教学目标

(一)知识目标

1.掌握体质的基本概念和体质的构成要素。

2.掌握体质的分类及其特征。

3.了解体质的特点及体质学说的应用。

(二)能力目标

1.结合《中医体质分类与判定》标准,完成自身体质测评和分析。

2.理解中医"因人制宜"的独特诊疗理论。

3.培养独立思考与分析问题的能力,提高表达交流能力。

(三)思政目标

1.了解中医理论与中国传统文化的紧密相关性,增强文化自信和理论自信。

2.学习"正反双向"案例,提升职业道德与专业素养。

3.了解残障人士的逆袭之路,践行社会主义核心价值观。

二、相关知识板块的思政元素分析

(一)文化熏陶,坚定中医理论自信

"因人制宜"是中医理论的特色与精华。通过学习国学经典《红楼梦》中的"胡庸医乱开虎狼药"案例,使学生理解"因人制宜"的临证治疗价值,了解中医理论与国学文化密

切相关,坚定学生的中医理论自信,激发学习中医的热情。

（二）以典为镜,提升职业道德与专业素养

医德是医术与道德的统一,是医学生必须具备的素养。通过学习"盲人董丽娜的逆袭人生""胡庸医乱用虎狼药"两则正、反面案例,激励学生树立以患者为中心、终身学习的职业道德理念,在提升中医技能的过程中成就新时代的大医精诚精神。

（三）正心正举,践行社会主义核心价值观

树立与时代主题同心同向的理想信念,践行社会主义核心价值观。通过学习"盲人董丽娜的逆袭人生"案例,使学生认识到健康的心理和正确的三观对人的成长发展具有重大影响,使学生更加注重对于生命价值的人文关注与关怀,提升道德观念、人格品质及精神追求。

案例一 胡庸医乱用虎狼药——红楼梦中的中医

一、案例设计

（一）案例内容

在《红楼梦》第五十一回"薛小妹新编怀古诗　胡庸医乱用虎狼药"中,晴雯早起感到身体不适,一日未进食,又于寒夜着单衣起床,双手冰冷,腮红如胭,后又睡在温暖的房间。冷热交替令晴雯打了两个喷嚏。第2日晴雯起床后自觉鼻塞声重,疲惫懒意,便请胡太医诊治。胡太医诊脉后说道:"小姐的症是外感内滞。近日时气不好,竟算是个小伤寒。幸亏是小姐,素日饮食有限,风寒也不大,不过是气血虚弱,偶然沾染了些,吃两剂药疏散疏散就好了。"说罢便开了药方。

宝玉看了药方,发现有紫苏、桔梗、防风、荆芥等,后又有枳实、麻黄。宝玉道:"该死该死,他拿着女孩儿们也像我们一样的治法,如何使得? 凭他有什么内滞,这枳实、麻黄如何禁得? 谁请了来的? 快打发他去罢,再请一个熟的来罢。"

第二次请来的王太医,诊了脉后,说的病症与前相仿,只是方中没有了枳实、麻黄等药,倒添了当归、陈皮、白芍等,药量也有所减少。宝玉喜道:"这才是女孩儿们的药。虽疏散,也不可太过。旧年我病了,却是伤寒,内里饮食停滞,他瞧了还说我禁不起麻黄、石膏、枳实等虎狼药。我和你们比,我就如那野坟圈子里长的几十年的一棵老杨树,你们就如秋天芸儿进我的那才开的白海棠,连我禁不起的药,你们如何禁得起。"

（二）案例所载知识内容

体质学说的应用——辨体论治,因人制宜体质诊查是辨证论治的重要环节,"因人制宜"是其主要原则和方法。体质有阴阳、强弱、寒热、虚实之异,临床治疗应以患者的体质状态作为处方用药的重要依据。胡庸医由于忽视了身体柔弱、年龄尚小的晴雯的体质状态,为其开了药性竣猛的方药,引起了宝玉的不满,并最终被王太医替代,这一案例体现了"因人制宜"原则在中医治疗中的重要作用。

（三）案例所载思政元素

1.坚定中医理论自信 中医药学是中华民族优秀的传统文化,不仅影响到社会、生活、学术的方方面面,也深深印刻在文学作品中。在《红楼梦》这一举世无双的文学巨著中,涉及了诸多中医药学内容。书中计有161条医学术语;描述内、外、妇、儿、针灸等各科病症114种;应用药物达127种;因人制宜的法则65条。在学习该案例的基础上,使学生了解经典名著《红楼梦》中蕴含的中医文化,有利于坚定学生传承发展中医药的文化自觉与理论自信。

2.树立终身学习的职业道德理念 终身学习,不断提高专业知识和技能是作为医师的基本道德准则。该案例中的胡庸医在诊治时未能根据晴雯的体质选择适当的方药,反映出胡庸医的医术不精,是一个反面案例,从而激励学生树立以患者为中心,终身学习的职业道德理念。

二、案例教学设计与实施

（一）课前

明确学习目标,课前布置预习中国大学MOOC平台本团队建设的国家级一流本科课程《中医基础理论》体质的内容,并展开思考,提出问题。培养学生自主学习与独立思考的能力。

（二）课中

1.激发学习兴趣,培养知识运用能力 以经典电视剧《红楼梦》中"胡庸医乱开虎狼药"的视频片段导入,结合教学PPT讲解本节体质相关知识点,案例将抽象的理论知识形象化,有利于激发学生的学习兴趣。接着引导学生就案例内容讨论体质在诊疗活动中的重要作用,帮助学生顺利将理论知识转化为诊疗技能,为以后的临床实践打牢基础。

2.提高学生独立思考和沟通交流的能力 引导学生用9种体质量表测定个人体质,分小组讨论各自测定的结果,并根据体质类型互相提出养生预防的建议,培养学生独立思考和表达交流的能力。

（三）课后

设置小组活动:"以小组为单位搜集典型体质案例代表并提供个体化养生方案",培养学生的自主学习能力、收集资料能力及团队协作能力。

三、教学预期效果

（一）知识目标达成度

辨体论治是体质学说的重要内容,因人制宜是辨体论治的中心环节。通过引入《红楼梦》中这一典型案例,使学生更好地掌握不同体质的辨证要点,并理解体质对于辨证论治的指导意义。

（二）能力目标达成度

在引入该案例的基础上,采用课堂实践、小组交流以及课后收集资料的方式,提高了学生独立思考、资料整合及交流表达的能力,培养了学生理论应用的能力。

(三)思政目标达成度

1. 热爱专业,文化自信 通过该案例的学习,向学生传达中医理论与中国传统文化中的紧密相关性,激发学生对中医文化的热爱之情,增强学生的文化自信和专业自信。

2. 勤学笃行,躬耕不辍 通过这一反面案例,激励学生认真学习中医药理论,树立终身学习的职业道德理念,发展中医"因人制宜"的治疗优势,不断拓展睿智深刻的中医思想,成就新时代的大医精诚。

四、案例总结与反思

体质学说的应用,是体质学说研究的重点内容。在授课过程中引入中国经典名著《红楼梦》中生动有趣的情节,一方面可以提高学生的学习兴趣,加深学生对知识点的理解,拓宽学生有关中医文化的知识面;另一方面胡庸医开具"虎狼药"可作为反面案例,激励学生认真学习中医学知识,树立终身学习的职业道德理念,顺利达成了专业知识与思政元素的有机融合。

从该案例取得的预期教学效果来看,选择好、运用好反面案例具有重要意义。一是反面案例内含深刻教训,分析历史教训、人生教训,引以为戒,是思政育人的重要内容和目的之一。合理运用反面案例,可以帮助学生借鉴教训,进一步认识做人做事的道理和规范。二是反面教材具有引导功能,反面案例具有正面意义,通过深入剖析,可以展示问题出现的原因,从另一个角度揭示事物发展规律,找到避免和解决问题的办法。正面案例往往同质性高,而反面案例形态、特征各异,故事性强,有较强的吸引力,让学生印象深刻。

案例二 盲人女孩董丽娜的逆袭人生

一、案例设计

(一)案例内容

董丽娜出生于辽宁大连,患有先天弱视的她在10岁那年彻底失明。董丽娜在大连盲聋学校完成了义务教育阶段的所有课程,并利用课余时间读完了馆藏的几百本盲文书籍。2006年,董丽娜偶然获得了学习播音朗诵的机会。她辞去工作,孤身一人来到北京。第一次上播音主持课,董丽娜便被深深吸引了,她每天除了睡觉,几乎所有时间都在摸着盲文练习发音。2007年6月,董丽娜以97.8分的优异成绩,获得了一级甲等的普通话水平测试等级证书。2010年,她在一场全国性的朗诵大赛中拿下二等奖。后来,董丽娜作为总台《丽娜品读时间》栏目的主持人,将文字化作声音传入千家万户,"读书曾带给我的快乐,我也想通过声音传递给更多的人"。

在追梦的路上,董丽娜的脚步从不停歇。为了更加系统地学习播音主持、提升专业水平,2020年7月,董丽娜考入了中国传媒大学播音主持艺术学专业,攻读学术型硕士学位。结合自己的生活体验和独特视角,董丽娜选择了口述影像作为硕士学位论文的切入点,她希望"视障群体的文化艺术需求应该更多地被看见"。2023年6月,董丽娜从中国传媒大学顺利毕业,并成为全国首位视障播音硕士,她的毕业演讲视频一度火爆全网。

谈到未来的发展,董丽娜表示希望能在语言艺术的教学和创作方面继续深耕,"我希望能够有机会走上教职,做一些教学工作,把学到的东西跟别人分享。也想通过创作更多作品的方式去跟别人交流,引发更多的共鸣。"

(二)案例所载知识内容

1. 体质的构成要素 体质具有形态结构、生理功能和心理特征3个构成要素。一定的形态结构与生理功能,使个体容易表现出某种心理特征,而心理特征在长期的显现中,又影响着形态结构与生理功能,并表现出相应的行为特征。盲人女孩董丽娜的成功逆袭之路反映出精神心理因素对躯体的强大支配作用。

2. 体质的评价 体质的评价指标有5个方面,包括身体的形态结构状况、身体的功能水平、身体的素质及运动能力水平、心理的发育水平和适应能力。其中,心理的发育水平对人体健康有重要影响。案例中董丽娜虽然有身体残疾,但健康的心理、充沛的精力、乐观的情绪和强大的意志使她始终坚持梦想,勇于挑战,实现了人生的逆袭。

(三)案例所载思政内容

1. 践行社会主义核心价值观 引导学生积极响应党的号召,树立正确的世界观、人生观、价值观。该案例展现了董丽娜坚定的思想信念,坚韧的品德意志,坚持不懈的奋斗精神,发扬所长,回馈社会,也因此实现了"逆袭的人生",激励学生在人生广阔的舞台上奋勇拼搏,发挥聪明才智、展现人生价值,回馈国家社会,自觉践行社会主义核心价值观。

2. 提升职业道德与专业素养 医学的目的除了谋求患者身体康复之外,还有对于患者心理的安抚、患者处境的改善及帮助患者对于生命价值的再次认识。董丽娜虽有身体缺陷,但她的精神是健全而闪耀的,值得敬佩。身为医学生,不仅要提升个人的专业技术水平,更要具备良好的职业道德,对待患者一视同仁,给予患者人文关怀。

二、案例教学设计与实施

(一)课前

明确学习目标,课前布置预习中国大学MOOC平台本团队建设的国家级一流本科课程《中医基础理论》体质的内容,并展开思考,提出问题。培养学生自主学习与独立思考的能力。

(二)课中

1. 讲解体质的构成要素与评价 传统教学结合PPT,讲授体质的概念、构成要素与评价的相关知识点。播放董丽娜毕业演讲视频,让学生根据视频中董丽娜的状态与表现,分析评价其体质,进一步加深学生对本节知识点的理解。

2. 提高学生分析问题的能力和表达能力 通过学习该案例,引导学生思考"心理状态对于董丽娜的逆袭之路产生了哪些关键影响?",分组讨论"身体和心理因素与人体健康的关系?"从而培养学生的独立思考、分析能力,提高学生的沟通表达能力。

（三）课后

设置小组活动:以小组为单位搜集中西方医学体系中对于体质的评价标准,培养自主学习能力、整合信息能力与团队协作能力。

三、案例预期效果

（一）知识目标达成度

体质的构成要素与评价是本节的重要内容,是后续学好体质的分类与应用的基础。通过课堂演示讲授、提问交流,布置思考题的方式,加深学生对体质的构成要素与评价、体质的构成在人体健康评价体系中的重要作用的理解,顺利完成预设的知识目标。

（二）能力目标达成度

通过设置问题、引发思考以及小组交流的方式,进一步引导学生树立起"形神合一"的中医思维,提高学生的独立思考和沟通表达能力。

（三）思政目标达成度

1. 立德树人,回馈社会 习近平总书记在谈学习的目的时曾说:"要把学到的知识回馈社会,做一个对社会有用的人,做一些对社会有用的事。"通过学习该案例,使学生树立正确的三观,激励学生既能"有所学"更知"用所学",在学以致用中致力服务国家、回馈社会。

2. 提升素养,正心正举 通过学习该案例,引发学生对于生命价值的思考,使其更加注重对于生命价值的人文关注、人文关怀,进一步提升学生的道德观念、人格品质以及精神追求。

四、案例总结与反思

通过学习盲人女孩董丽娜自强不息的奋斗精神和学成不忘回馈社会的大爱情怀,使学生深刻认识到健康的精神心理因素在生活中的重要作用,使学生更加注重本节知识点的学习。可以说该案例的导入在知识学习方面实现了激发学习兴趣,加深内涵理解的双重作用。

该案例中蕴藏的思政元素对于医学生的道德培养也具有重要价值,比如引导学生努力奋勇,回馈社会,自觉践行社会主义核心价值观;引发学生对于生命价值的思考,提升职业道德与专业素养;塑造人格品质与精神追求等。通过精心挖掘这些思政元素,并渗透到专业课教学中去,引导医学生找准自己的角色定位,树立"人民健康至上"科学正确的医学价值取向,更好地服务"健康中国"战略。

总体而言,该思政案例设计突出了医学教育特色,切实做到了以"课程思政"为切入点和突破口,提高医学生思想政治教育水平,为培养符合新时代要求的卓越医学人才提供了示例。

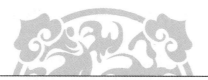

第七章 病因

中医认识病因采用了由果析因、辨证求因的特有思维方法,通过观察比较大量生理、病理之"象",经过临床反复验证来认识这些病因的性质及致病特点。本章主要对外感病因、内伤病因、病理产物性病因以及其他病因的概念、性质和致病特点进行介绍,重点掌握中医学致病因素在发病学中的作用,逐步建立整体宏观的思维方式,培养运用辨证论治诊疗疾病的能力。

一、教学目标

(一)知识目标

1.掌握外感六淫与疠气的概念及其致病特点。

2.掌握内伤病因的概念及其致病特点。

3.掌握痰饮、瘀血的概念、形成原因和致病特点。

4.了解结石、外伤、毒邪、药邪、医过等其他病因的致病特点。

(二)能力目标

1.掌握辨证求因与问诊求因两种探求病因的方法。

2.培养将病因理论与临床病证特征相结合分析问题的能力。

3.学习病因致病特点,加深对象思维的认识,为学习理解辨证论治打下基础。

(三)思政目标

1.坚定中医自信,践行守正创新。

2.学习医德仁心,内化家国情怀。

3.爱护生态环境,建设社会主义生态文明。

4.关爱患者,培育职业责任感与自豪感。

二、相关知识板块的思政元素分析

(一)医者仁心,内化家国情怀

通过学习屠呦呦研发青蒿素,亲身试药;张伯礼逆行出征抗疫,生病坚守一线的案例,诠释大爱无疆的医者精神和心系人民的家国情怀。激励学生以大医为引领,厚植"大医精诚"的职业使命。

(二)守正创新,点燃创新思维

张伯礼院士将中医药的理论优势与现代科技结合,获得国家科技进步奖一等奖;屠呦呦研发青蒿素治疟,并顺利开展"双氢青蒿素治疗红斑狼疮"的临床试验。以上案例体现了科学家推进中医药高质量发展,坚持守正创新的精神,有助于启迪学生的科研思维,培养创新精神。

(三)热爱中医,坚定中医自信

中医药防治新冠疗效确切,中国为全球抗疫作出重大贡献;屠呦呦受《肘后备急方》启发而成功研发青蒿素。以上案例展现了中医药理论的科学性和有效性,能够激发学生对中医的热爱,坚定中医自信,树立传承与发展中医药事业的志向和理想。

(四)爱护环境,建设生态文明

通过学习习近平总书记提出的"绿水青山就是金山银山"重要论述,结合中医学"天人一体"与"六淫邪气"等理论,加深学生对"人与自然是生命共同体"的认识,从而尊重自然、顺应自然、保护自然,以自身行动建设社会主义生态文明。

(五)敬佑生命,大爱无疆

爱岗敬业、恪尽职守的背后是甘于奉献、大爱无疆的医者精神。通过学习国医大师裘沛然身体力行、用心工作的案例,培育学生救死扶伤、甘于奉献的职业精神与奉献精神。

案例一 "绿水青山就是金山银山"——人与自然和谐共生

一、案例设计

(一)案例内容

2005 年 8 月 15 日,时任浙江省委书记的习近平在浙江湖州安吉考察时,首次提出了"绿水青山就是金山银山"的科学论断。规划先行,是既要金山银山,又要绿水青山的前提,也是让绿水青山变成金山银山的顶层设计。浙江各地特别重视区域规划问题,强化主体功能定位,优化国土空间开发格局,把它作为实践"绿水青山就是金山银山"的战略谋划与前提条件。

2017 年 10 月 18 日,党的十九大报告中指出:"必须树立和践行绿水青山就是金山银山的理念,坚持节约资源和保护环境的基本国策。"

2021 年 10 月 12 日,国家主席习近平在《生物多样性公约》第十五次缔约方大会领导人峰会视频讲话中提出:"绿水青山就是金山银山。良好生态环境既是自然财富,也是经济财富,关系经济社会发展潜力和后劲。我们要加快形成绿色发展方式,促进经济发展和环境保护双赢,构建经济与环境协同共进的地球家园。"

"绿水青山就是金山银山",是习近平总书记统筹经济发展与生态环境保护作出的重要论断,是推进生态文明建设的重要思想基础,体现了尊重自然、顺应自然、保护自然的价值取向。是我们在新时代营造绿水青山、建设美丽中国,转变经济发展方式、建设社会主义现代化强国有力的思想指引。"绿水青山就是金山银山"的理念深刻诠释了保护生态环境就是改善民生。环境就是民生,青山就是美丽,蓝天也是幸福。山峦层林尽染,平原蓝绿交融,城乡鸟语花香,这样的自然美景带给人们美的享受,这种生态优势是金子换不来的。同时绿水青山是人民群众健康的重要保障,体现了人与自然和谐共生,良好的生态环境是人类生存与健康的基础。

(二)案例所载知识内容

六淫的基本概念:六淫,即风、寒、暑、湿、燥、火(热)六种外感病邪的统称。气候变化过于强烈急骤,如严寒酷热,或暴冷暴热等;或非其时而有其气,或太过,或不及,人体不能与之相适应,就会导致疾病的发生,此时六气淫胜,则为六淫之邪。

(三)案例所含思政元素

1. 尊重自然、顺应自然、保护自然 六淫致病与自然气候变化正常与否密切相关,气候变化给人类生存和发展带来严峻挑战,当人类合理利用、友好保护自然时,自然的回报常常是慷慨的;当人类无序开发、粗暴掠夺自然时,自然的惩罚必然是无情的。因此,人与自然是生命共同体,应共谋人与自然和谐共生之道。

2. 保护自然,建设社会主义生态文明 锦绣中华大地,是中华民族赖以生存和发展的家园,孕育了中华民族五千多年的灿烂文明,造就了中华民族天人合一的崇高追求。生态文明建设已经纳入我国国家发展总体布局,建设生态文明的时代责任已经落在了我们这代人的肩上。让学生在学习六淫的同时,更加紧密地团结在以习近平同志为核心的党中央周围,在习近平生态文明思想指引下,齐心协力,攻坚克难,大力推进生态文明建设,为全面建设社会主义现代化国家、开创美丽中国建设新局面而努力奋斗。

二、案例教学设计与实施

(一)课前

明确学习目标,课前预习中国大学 MOOC 平台本团队建设的国家级线上一流本科课程《中医基础理论》病因的内容,并展开思考,提出问题。培养学生自主学习与独立思考的能力。

(二)课中

通过案例导入结合教学 PPT 讲授六淫的概念、形成及其与自然气候环境变化的关系。以小组为单位,引导学生围绕六淫的基本概念,结合生活经历,讨论"在气候变化下六淫伤人致病"的相关案例,进一步巩固六淫基本概念的知识内容。

(三)课后

以"气候变化引发疾病"为主题,引导学生查阅相关资料,通过自主探究和实践,形成书面学习报告,培养学生的自主学习能力。

三、案例预期效果

(一)知识目标达成度

通过教学实施,使学生掌握六淫的基本概念,了解六淫与六气的关系,完成预设知识目标。

(二)能力目标达成度

通过分组讨论的教学方法,培养学生分析和解决问题的能力,提高学生的交流合作能力。通过布置课后作业,培养学生的自主学习能力,提升学生独立思考和创新的能力。

(三)思政目标达成度

通过学习该案例,让学生充分理解生态文明建设是新时代中国特色社会主义的一个重要特征,加强生态文明建设,是贯彻新发展理念、推动经济社会高质量发展的必然要求,也是人民群众追求高品质生活的共识和呼声,更是中华文明传承五千多年积淀的生态智慧。让学生牢固树立"绿水青山就是金山银山"的科学理念,倡导绿色发展方式和生活方式。

四、案例总结与反思

在学习六淫的基本概念时,引入实际生活中的案例,让学生更好地理解六淫与自然气候环境的关系。通过了解"绿水青山就是金山银山"的科学内涵,让学生深刻理解人与自然和谐共生对于社会主义生态文明建设的重要意义。在此次教学中,采用小组合作、讨论等方式,让学生积极参与课堂活动,提高了学生的自主学习能力和沟通交流能力,并通过建立知识点与实际生活间的联系加深了学生的学习印象。

案例二 "人民英雄"张伯礼武汉抗疫:肝胆相照医者仁心

一、案例设计

(一)案例内容

2020年1月27日,农历大年初三,正在天津指导疫情防控工作的张伯礼受命飞赴武汉,作为中央疫情防控指导组专家组成员投身抗疫最前线。在飞机上,写下了"晓飞江城疾,疫茫伴心悌"的诗句。

初到武汉,张伯礼和专家组成员第一时间开出"良方",对疑似、发热、密接和确诊四类人进行分类管理、集中隔离,采用"中药漫灌"的方式,让患者普遍服用中药汤剂,有效控制了疫情蔓延,并与同是中央指导组专家的刘清泉写下"请战书",提出筹建一家以中医药综合治疗为主的方舱医院。2月12日,张伯礼率来自天津、江苏、湖南、陕西、河南等地的350余名医护人员组成中医医疗团队,进驻武汉市江夏方舱医院。穿上防护服,张伯礼问诊患者,看舌象、摸脉象,对症拟方。白天指导临床会诊巡查病区,晚上召集会议研究治疗方案,有时一天只睡两三个小时。在超负荷的工作下,张伯礼胆囊炎发作,接受了微创胆囊摘除手术。术后医生要求他至少休息2个星期,张伯礼却要求多给点药,住院一个星期就行。在这位"无胆英雄"的推动下,中医药全过程介入新冠病毒感染的救治。武汉16家方舱医院累计收治患者超过1.2万人,每个方舱医院都配备了中医药专家,同步配送清肺排毒汤、宣肺败毒汤等方剂,中药使用率达90%。江夏方舱医院总共收治的564名患者中,无一例转为重症,无一例复阳。

开展中医药临床循证评价、发展大中药健康产业、推动设立《中医药法》、培育中医药人才、制定中医国际教育标准……在推动中医药现代化、国际化的道路上,张伯礼步履不停。他始终认为:"中医学虽然古老,但理念并不落后,落后的是技术。将中医药的理论优势与现代科技结合,就能发挥优势作用,取得原创性成果。"

(二)案例所载知识内容

疠气的致病特点:新型冠状病毒肺炎属"瘟疫"范畴,病因为疠气,明代吴又可在《温疫论》中指出"温疫之为病,非风非寒非暑非湿,乃天地间别有一种异气所感"。致病特点:①发病急骤,病情危笃;②传染性强,易于流行;③一气一病,症状相似。

(三)案例所含思政元素

1. 舍身忘己,彰显医者仁心 疫情袭来,张伯礼古稀之年逆行出征,即便在武汉摘除胆囊,仍旧坚守一线。在被授予"人民英雄"国家荣誉称号后,他强调"这个荣誉是党和人民给予整个医务界的一个崇高的荣誉,也是给中医界的无上荣誉,我只是其中普通的一员,努力尽职而已。"张伯礼无私奉献,舍身忘己的精神,诠释了新时代的医者仁心。

2. 英雄事迹,情系国家人民 张伯礼在抗击疫情中的英雄事迹,充分展现了其热爱国家、热爱人民、热爱文化的高尚情怀。

3. 理论联系实践,致力创新发展 中医药早期参与、全程介入新冠病毒感染救治,取得了确切疗效,为疫情防控做出重大贡献。在武汉疫情得到有效控制后,张伯礼仍然忙碌在新冠疫情常态化防控的第一线,期间曾在几十场海外连线中,将中国抗疫经验分享到多个国家。张伯礼一直致力于推动中医药传承与创新,将中医药的理论优势与现代科技结合,发挥其优势作用,创造原创性成果。

二、案例教学设计与实施

(一)课前

明确学习目标,课前预习中国大学MOOC平台本团队建设的国家级线上一流本科课程《中医基础理论》疠气的概念、性质及致病特点内容,并展开思考,提出问题。培养学生自主学习与独立思考的能力。

(二)课中

利用PPT为主、板书为辅的教学手段,讲解疠气的概念、性质与致病特点。新冠疫情是大家共同经历的公共卫生事件,学习该案例易使学生产生共鸣,可提出问题并组织学生互动讨论,如"在新冠疫情中,有哪些方面体现出了疠气的性质与致病特点?""对于张伯礼被授予'人民英雄'称号,你有什么样的感受和感悟?"让学生在交流探讨中拓展思路,深化对知识的理解。

(三)课后

设置启发性思考题"中医药理论守正创新思路"培养学生独立思考能力与自主学习能力。引导学生进行探索研究,提升自主学习能力。

三、案例预期效果

(一)知识目标达成度

掌握疠气的概念、性质与致病特点。通过启发互动式教学、课堂讲授、拓展训练的方式,使学生掌握重点知识,完成预设的知识目标。

(二)能力目标达成度

让学生在课堂互动及课后拓展训练中,通过提出问题、展开思考、查阅资料等学习方式,提升学生自主学习、综合分析问题的能力,培养创新思维,达到预设能力目标。

(三)思政目标达成度

将张伯礼在武汉抗击新冠疫情的案例与知识点相结合,让学生深刻领悟到中医人的家国情怀、医者仁心,不断在中医的理论和实践中厚植传承精华、守正创新的精神,实现思政育人目标。

四、案例总结与反思

此次教学中,以贴近生活的案例——张伯礼院士武汉抗疫事迹,引导学生在掌握知识点的同时,培养医者仁心、爱国爱民的情怀,坚持开拓进取、守正创新的精神。采用讨论法和自主学习两种教学方法,通过讨论的方式,让学生在互相交流、互相帮助的过程中完成任务,从而提高学生的团队协作能力;通过设置任务的方式,让学生明确学习目标,从而更好地掌握知识内容。在课后拓展训练中,让学生进行独立思考,提升自主学习、收集整理资料的能力。

案例三 屠呦呦研制青蒿素治疟——中医药献给世界的一份礼物

一、案例设计

(一)案例内容

2015 年 10 月 5 日,"诺贝尔生理学或医学奖"获奖名单揭晓,中国女药学家屠呦呦获奖。这是中国科学家因在本土进行科学研究而首次获得诺贝尔科学奖,也是中医药成果获得过的国际最高奖项。1969 年 1 月,39 岁的屠呦呦突然接到紧急任务:以课题组组长的身份,与全国 60 家科研单位、500 余名科研人员一起,研发抗疟新药。历经数百次失败,屠呦呦的目光锁定中药青蒿,她发现青蒿对小鼠疟疾的抑制率曾达到68%,但效果不稳定。为了寻找原因,屠呦呦重温中医古籍,进一步思考东晋葛洪《肘后备急方》有关"青蒿一握,以水二升渍,绞取汁,尽服之"的截疟记载。这使她联想到提取过程可能需要避免高温,由此改用低沸点溶剂的提取方法,并在青蒿素乙醚中性提取物中得出了令人振奋的结果:对鼠疟和猴疟的抑制率都达到了100%。在青蒿素的首次临床观察中,5例恶性疟疾只有1例有效,2例有一些效果,但是疟原虫并没有被完全杀灭,另2例无效。屠呦呦再一次临床试验,将青蒿素药物单体原粉直接装入胶囊,患者用药后平均31小时内体温恢复正常。青蒿素的成功研制,为全世界饱受疟疾困扰的患者带来福音。据世界卫生组织统计,现在全球每年有2亿多疟疾患者受益于青蒿素联合疗法,疟疾死亡人数从2000年的73.6万人稳步下降到2019年的40.9万人。青蒿素的发现挽救了全球数百万人的生命,屠呦呦也因此获得了2015年诺贝尔生理学或医学奖。在瑞典卡罗林斯卡医学院的诺奖演讲台上,第一次响起清正柔婉的中国声音,她的学术报告标题是《青蒿素——中医药献给世界的一份礼物》。

（二）案例所载知识内容

疠气的概念:疠气,指一类具有强烈致病性和传染性的外感病邪。疟疾属于疠气致病,是一种通过某些类型的蚊虫传播给人类的疾病,可危及生命。

（三）案例所含思政元素

1. 舍身忘己、亲身试药,彰显家国情怀　屠呦呦在研制青蒿素的过程中,由于设备简陋,缺少实验防护,加之夜以继日的从事实验工作,因此罹患了中毒性肝炎;在药物临床观察阶段,为了避免错过疟疾致病传播的观察季节,屠呦呦主动提交志愿试药报告,并进行了为期一周的试药观察,最终未发现提取物对人体有明显毒副作用。正是由于屠呦呦舍身忘我,以身试药的无私奉献精神,才有了青蒿素的成功研发,解除了全世界饱受疟疾困扰患者的病痛。

2. 不断探索,推动中医药自主创新　2019年6月17日,屠呦呦团队骄傲地向世界宣布:青蒿素出现的"抗药性"难题获新突破,同时,"双氢青蒿素治疗红斑狼疮"的临床试验取得了巨大进展。屠呦呦是新中国培养的第一代药学家,她的研发成果对全人类的生命健康都产生了无比深远的影响。她和她的团队锐意进取,探索创新,用现代科学技术手段研究中医药,推动了中医药事业的发展与创新。

二、案例教学设计与实施

（一）课前

明确学习目标,课前预习中国大学MOOC平台本团队建设的国家级线上一流本科课程《中医基础理论》疠气的性质及致病特点内容,并展开思考,提出问题。培养学生自主学习与独立思考的能力。

（二）课中

采用案例导入结合教学PPT的方式,在讲解疠气的性质与致病特点时,引入"屠呦呦研发青蒿素,获得诺贝尔生理学或医学奖"的案例,组织学生围绕"屠呦呦研发青蒿素对你有何启发?"进行互动讨论,使学生在交流探讨的过程中拓展思路,进一步深化对知识的理解。

(三)课后

习近平总书记曾指出:"要做好守正创新、传承发展工作,积极推进中医药科研和创新,注重用现代科学解读中医药学原理",围绕这一重要论述,设置启发性思考题,如"在中医药的自主创新、科学研究中,你有什么样的想法或者感悟?"培养学生独立思考能力与自主学习能力。

三、案例预期效果

(一)知识目标达成度

掌握疠气的性质与致病特点。通过互动式教学、课堂讲授、自主学习的方式,使学生掌握重点知识,完成预设的知识目标。

(二)能力目标达成度

通过让学生在课堂互动探讨和课后训练中,提出问题,进一步思考、探索,培养学生自主学习、独立思考能力,达到预设能力目标。

(三)思政目标达成度

在学习疠气的概念时,将屠呦呦与其团队研发青蒿素的案例融入到教学当中,在学习专业知识的同时,让学生体会到作为医务工作者、医学科研人员,应具备家国情怀,培养创新精神,实现思政育人目标。

四、案例总结与反思

通过"屠呦呦研发青蒿素并获得诺贝尔生理学或医学奖"这一案例的引入,使学生明确疠气的性质与致病特点,在完成知识目标的同时,也达成了培养学生厚植家国情怀,树立自主创新意识的思政目标。通过互动讨论、课后训练的教学方式,使学生提高了自主学习能力和独立思考能力。完成了知识、能力与思政教学目标,实现了德育与智育的统一,在教学过程中恰如其分地融入了思政教育,达到了润物细无声的效果。

案例四 从国医大师裘沛然"治病先治心"看"医者仁心"

一、案例设计

(一)案例内容

步君,女,39岁。就诊日期:1976年9月7日。彻夜不寐2周。

原有支气管扩张史,因多次咯血住院。因与丈夫分居,思想烦乱,情绪不宁。服氯丙嗪、奋乃静、安眠酮等药物无效,已停止工作一年,近4个月来睡眠不佳,而近2周来彻夜不寐,不进食,烦躁不安,四肢不停,终日行走不能自息,有人影幻觉,大便4天未解,口臭较甚。舌苔薄白,舌有红刺,脉弦。西医诊断:精神分裂症。

裘老首先以满腔热忱抚慰患者,晓之以理,动之以情,以赤诚之心感化患者的心灵,鼓励患者树立起对治疗的信心。继而进行中医辨证,属心阴耗损,虚火炽盛,扰乱心窍,神明失宁。治当养心泻火,开窍宁神。处方:生铁落饮30克(先煎),煅龙牡各30克(先煎),酸枣仁15克,石菖蒲9克,淮小麦30克,生甘草9克,大红7枚,大川芎9克,知母12克,桃仁泥15克,制川军6克,川桂枝9克。7帖。药后2天,行走已停,上半夜已能入睡,午夜后仍不停地出现幻觉,烦躁不宁,继续服用西药,但数量已减,继服上药两周后,睡眠显著改善,能睡3~4小时,西药只服安定,手脚不停现象消失,情绪较稳定,仅感头晕。

按语:先生在临床工作中体会到,医生的语言、表情、态度和行为等,与病者的情绪、态度、行为以及治疗效果有着密切的关系。人体本身存在着一个调控系统,具有自我调整、控制、修复、防御能力,而这些功能的发挥必须以心境泰然、神志安定、充满乐观和信心为前提,否则反而导致病情的加速恶化。故先生常言:"治病先治心。"

(二)案例所载知识内容

1.七情致病首先影响心神 心神是生命的主宰,七情过激伤人发病,首先作用于心神。本案中步君之症系情志不畅,扰乱心神而成。故裘沛然教授采用养心泻火,开窍宁神之法,取得显效。

2.心理疏导助力临证治疗 "心为五脏六腑之大主",中医治疗疾病历来重视心理疏导的重要作用。裘沛然教授在诊治疾病过程中,积极抚慰病者,用"心"执业,取得了显著的临床疗效。

(三)案例所载思政元素

1.敬佑生命,大爱无疆的医者精神 裘沛然教授爱岗敬业、恪尽职守的背后是甘于奉献、大爱无疆的医者精神。裘沛然教授是著名的国医大师,是"海派中医"的杰出代表,悬壶济世近八十载,学验俱丰。经先生诊治的大多属于疑难杂症,其中有些被判为"不治之症"。裘沛然教授总以满腔热忱抚慰病者,晓之以理,动之以情,以赤诚之心感化患者的心灵,鼓励患者树立起对治疗的信心,并配以适当方药治疗,使许多患者获得了新生。

2.关爱病患,用心沟通的医者仁心 中医学认为人体是一个有机整体,疾病的产生亦与人体内外环境密不可分。裘沛然教授在临床工作中时常强调,医生的语言、表情、态度和行为等与病者的情绪、态度、行为以及治疗效果有着密切的关系,并且身体力行地关爱病患,尽责奉献,诚为后世楷模。

二、案例教学设计与实施

(一)课前

明确学习目标,课前布置预习中国大学MOOC国家级一流线上本科课程《中医基础理论》病因一章七情内伤部分的学习内容。

（二）课中

1. 讲解七情内伤致病特点　通过回顾藏象一章中"心主神"知识点，结合《类经》"情志之伤，虽五脏各有所属，然求其所由，则无不从心而发"等经典论述，展开介绍，重点强调七情致病首伤心神。

2. 围绕教学目标，进行案例分析　引入国医大师裘沛然治疗精神分裂症验案，帮助学生将理论知识转化为临床应用，强调七情变化对心神的影响及心理疏导助力疾病治疗的重要性。

（三）课后

布置作业，如"试举例说明中医学七情内伤理论在临床疾病治疗中的运用"，线上提交。培养学生的自主学习、独立思考、文献检索及归纳总结等综合能力。

三、教学目标达成

（一）知识目标达成度

通过课堂内容讲授与随堂速记检测，了解学生对七情内伤的致病特点的掌握程度。辅以教学案例，理论联系生活实际，帮助学生理解七情变化对病情发展的重要影响。

（二）能力目标达成度

通过课堂案例分析、课后作业，培养学生深入思考、文献检索以及归纳总结等综合能力，同时使学生明确心理治疗的重要性，增强自我心理保健及助力患者心理健康的意识。

（三）思政目标达成度

1. 培育职业责任感与自豪感　通过学习国医大师裘沛然治疗疑难危急重症（以精神分裂症为例）经验案例，培育学生的职业责任感与自豪感，使其充分体会"健康所系，性命相托"的医者担当。

2. 增强心理健康及心理疏导意识　通过医案中步君的心理遭遇以及裘沛然关于"治病先治心"的深刻论述，使学生树立心理健康意识，明确心理疏导助力疾病治疗的重要作用。

四、案例总结与反思

本单元针对七情内伤的致病特点，引入国医大师裘沛然的诊疗案例，让学生明确七情内伤引发疾病，首伤心神，心理治疗是临床治疗的重要组成部分。因而，应注重与患者的有效沟通，积极进行心理疏导，更加有利于疾病治疗。

通过国医大师裘沛然的亲身作为，引导学生要高度关注患者的身心状态，发扬敬佑生命、大爱无疆的医者精神，锻造关爱患者、用心沟通的医者品格。

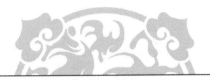

第八章 病 机

　　疾病的发生、发展、变化和转归,都是由正邪相搏以及脏腑气血功能变化所决定的。认识其病变机制,把握疾病的发生、发展及变化规律,才能为临床辨证治疗提供依据。所以辨识病机是临床治疗取效的关键。辨清病机就是在错综复杂的众多症状中抓住要点,认识和掌握疾病发生、发展和变化的内在规律。无论外感疾病还是内伤疾病,都有其内在的规律性,都涵盖在基本病机之中。

　　本章从正气、邪气与疾病的关系,分析了疾病发生的机制,介绍了常见的发病类型;并从基本病机、内生五邪及疾病传变规律等方面,介绍中医学有关疾病发生、发展与变化机制的理论知识。

一、教学目标

(一)知识目标

1.掌握发病的基本原理、常见发病类型。

2.掌握邪正盛衰、阴阳失调、精气血失常、津液失常。

3.熟悉内生五邪。

4.了解疾病传变。

(二)能力目标

1.理解中医邪正盛衰理论及其指导意义。

2.综合应用病机理论,进行临床病症分析。

(三)思政目标

1.培育爱岗敬业、忠于职守的职业责任感与自豪感。

2.引领弘扬正气、见义勇为的人生信仰。

3.塑造乐观向上、居安思危的人生品格。

4.引领珍爱生命、厚积薄发、传承创新的学者风范。

二、相关知识板块的思政元素分析

(一)与时俱进,不负使命

与时俱进推动中医药高质量发展是时代赋予中医人的重大使命。周仲瑛团队对癌毒病机理论的运用与创新,高度佐证了中医理论旺盛的生命力,激发学习者热爱中医、献身中医、勇担使命、探索新知。

(二)正气满怀,进德修业

人间呼唤正义,人体需要增强正气。任长霞作为家喻户晓的人民英雄,用光辉而短暂的一生,诠释了对党和国家的忠诚,对公安事业的坚守与热爱。启迪学生追求正义,勇往直前。

(三)志存高远,居安思危

中国传统文化孕育了广博深刻的中医哲理。"塞翁失马,焉知非福"既是家喻户晓的成语故事,也是阴阳转化的生动写照。培养学生辩证思维,心向阳光,防患未然。

(四)勤奋好学,守正创新

勤学好问、研读经典、博采众长是中医学习的不二法门。通过张锡纯创立参赭镇气汤的介绍,激励学生注重传承的同时,厚积薄发,敢于创新,举一反三,学以致用。

(五)精忠报国,不负青春

厚植家国情怀是思政教育的灵魂所在。通过长津湖战役中志愿军的英雄壮举,帮助学生理解国家利益高于一切的崇高准则。激励莘莘学子,牢记家国使命,精忠报国,不负人民,不负青春。

案例一 从任长霞扫黑除恶看中医正邪关系

一、案例设计

(一)案例内容

任长霞,女,汉族,中共党员,登封市公安局党委书记、局长。1964年2月8日出生在河南郑州一个工人家庭,1983年从警校毕业后,分配到郑州市公安局中原分局从事预审工作,逐渐成长为办案能手。1998年被任命为郑州市公安局技侦支队长后,多次深入虎穴,化装侦查,先后打掉7个涉黑团伙,抓获犯罪嫌疑人370多名,被誉为"女神警"。

2001年4月,任长霞调任登封市公安局党委书记、局长。在担任登封市公安局局长的三年时间里,她始终把人民群众的疾苦和安危放在心上,解决了10多年积累的控申积案,共破获案件3000余起,抓获各类罪犯4000多人。2004年4月14日晚,任长霞在侦破案件途中发生车祸,不幸因公牺牲。登封20多万民众自发前来吊唁。

任职期间,荣立个人一、二等功各1次。2009年当选"100位新中国成立以来感动中国人物"。荣获"最美奋斗者""全国五一劳动奖章""全国三八红旗手""全国公安系统一级英模""中国十大女杰"等。

（二）案例所载知识内容

1.正气、邪气的概念及其相互关系　正气是人体脏腑、经络、气血津液等生理功能的综合作用。邪气是人体一切致病因素的统称。邪正相搏贯穿疾病的整个过程。祛除邪气有益于扶助正气。《类经·论治类》谓："邪以正为本，欲攻其邪，必顾其正。"

2.扶正祛邪的临床价值　扶正祛邪是中医学治疗一切疾病的根本法则，通过充分调动人体内部生命活动的基本特性和积极作用，避免有害因素对人体的健康产生的消极影响，从而达到防病治病的目的，使身体回归健康状态。

（三）案例所载思政元素

1.扶正祛邪与人间正义　健康的体魄，需要扶正祛邪，才能远离疾病。同样，良好和谐的社会环境需要扫黑除恶，才能弘扬正气。任长霞以自己的毕生心血忠实地履行了"立警为公、执法为民"的神圣职责，激励人们要捍卫正义，见义勇为。

2.扶正祛邪与进德修业　正确看待祛邪与扶正的辩证关系。邪不除则正难扶，扶正就可以祛邪，祛邪就是保护正气。启示广大青年学子谨记"勿以善小而不为，勿以恶小而为之"，时刻警醒，防微杜渐，守住一颗积极向上、正气满怀之心。

二、案例教学设计与实施

（一）课前

明确学习目标，课前布置预习中国大学 MOOC 国家级一流线上本科课程《中医基础理论》病机部分的内容。

（二）课中

1.讲解正邪关系　利用 PPT 课件讲授正气、邪气的概念及其相互关系，并结合内经原文"正气存内，邪不可干"等经典引文揭示祛邪与扶正的辩证关系，简要介绍中医扶正祛邪的常用方法。

2.设置思考问题　PPT 课件展示《类经·论治类》中关于"邪以正为本，欲攻其邪，必顾其正"的论述，启发学生思考，为什么张介宾说"邪以正为本"？

3.视频播放　引入任长霞扫黑除恶案例，播放电影《任长霞》中关键情节，配合思政要素分析，引起学生共鸣，实现润物无声。

（三）课后

1.布置小组作业　完成"正邪关系"思维导图，线上学习平台提交。

2.微信群讨论　张介宾在《类经·论治类》中关于"邪以正为本，欲攻其邪，必顾其正"的论述，对日常生活有何指导意义？

三、教学目标达成

（一）知识目标达成度

正气、邪气的概念及其相互关系是病机部分的核心内容，通过课堂讲解、课后思维导图提交,以及小组作业的完成,明确了正邪之间的辩证关系,为学生今后的理论提升以及临床应用打下了坚实基础。

（二）能力目标达成度

通过课前预习、课上讲解以及小组合作、集体讨论,较好地锻炼了学生的中医专业术语综合运用,初步培养了祛邪扶正为主导的临床诊疗思维能力。

（三）思政目标达成度

1. 忠诚为民,拼搏敬业　立德树人是高等教育的根本任务。通过任长霞的生平事迹,引导学生加强学习,主动把所学融入到日常生活中,及时扣好人生关键时期的"扣子",力求踏实勤奋,拼搏敬业。

2. 弘扬正气,勇于担当　人体需要正气,人间更需要正气。案例激励广大学子以任长霞为榜样,明辨是非,惩恶扬善,弘扬正气,见义勇为,为和谐清明的美好社会积极贡献自己的一份力量。

四、案例总结与反思

本部分内容为病机学习的重点和难点,对于学生理解中医治疗思想、构建中医临床思维意义重大。本案例以"知行合一"为指导思想,以学生身边广为人知的英雄人物为导向,讲授知识内容的同时,进行了深层次的心灵沟通,所谓"学英雄、见行动"。从生活实际出发,揭示中医理论,再回归指导生活实践与人生方向,是中医学的根本特点。陶行之先生的生活教育理论也指出:"生活即教育"。中医学的"教"与"学"都应贯彻这一基本原则。

案例二　从"塞翁失马,焉知非福"认识阴阳转化

一、案例设计

（一）案例内容

近塞上之人,有善术者,马无故亡而入胡。人皆吊之,其父曰:"此何遽不为福乎?"居数月,其马将胡骏马而归。人皆贺之,其父曰:"此何遽不能为祸乎?"家富良马,其子好骑,堕而折其髀。人皆吊之,其父曰:"此何遽不为福乎?"居一年,胡人大入塞,丁壮者引弦而战。近塞之人,死者十九。此独以跛之故,父子相保。

（二）案例所载知识内容

阴阳转化:病机学说中的阴阳转化,指阴阳之间在"极"或"重"的条件下,证候性质向相反方面转化的过程。塞翁失马案例中的多次事件变化,充分体现出在特定条件下,事物的性质可以向其相反的方向转化。

（三）案例所含思政元素

1. 量变与质变,恒动发展　量变和质变揭示了事物的变化规律和发展方向。事物的

阴阳属性不是绝对的,而是相对的。阴阳对立的双方在一定条件下,可以各自向其相反的方向转化。案例中塞翁失马分别经历了失马、得马、伤子、保全,但总体不外乎量变与质变,量变是过程,质变是结果。也说明任何事物在衰败到极限的时候,同时也播下了希望的种子,因而要用恒动发展的眼光看问题。

2. 唯物辩证思维,一分为二看待问题 "塞翁失马,焉知非福"是祸福相倚的真实写照。本案例也提示同学们认识事物要客观理智,一分为二,因为任何事物都有两面性,由此避免陷入教条主义或主观论的误区。

二、案例教学设计与实施

(一)课前

明确学习目标,课前预习中国大学 MOOC 平台本团队建设的国家级线上一流课程《中医基础理论》病机中阴阳失调的内容,并展开思考,提出问题。培养学生自主学习与独立思考的能力。

(二)课中

1. 基本知识讲解 阴阳转化概念及其具体分类,辅以临床举例说明。如高热患者初期症见壮热,面赤,舌红苔黄,脉数等热邪亢盛之象,属阳证;由于邪热炽盛,或失治误治,却突然出现面色苍白,四肢厥冷,冷汗淋漓,脉微欲绝等亡阳危象等,属阴证。

2. 问题设置与思维培养 教师提问:"阴阳为什么能够相互转化? 结合中医临床病证,谈谈你对阴阳转化的整体认识。"通过问题设置,启发深入思考,实现从抽象理论到临床病症的具体认识,加深对所学理论的认同与掌握。

(三)课后

1. 归纳知识要点,强调重难点 运用图片展示阴阳转化及由阴转阳、由阳转阴。

2. 布置作业,巩固所学 查阅文献资料,说明"寒极生热,热极生寒""重阴必阳,重阳必阴"的文献出处及其具体含义。

三、案例预期效果

(一)知识目标达成度

阴阳转化是病机中的重点,通过内容讲授、要点总结及概念比较,加深了学生对阴阳转化的理解,进一步明确了阴阳失调在指导病机辨识以及疾病治疗中的重要作用。

(二)能力目标达成度

通过问题设置,引发思考;通过文献查阅,拓宽知识视野,培养文献检索能力。

(三)思政目标达成度

1. 辩证思维,目光长远 通过祸与福的对立统一关系,揭示福与祸相互依存,互相转化。启发学生学会用发展的眼光辩证地去看问题,培养正确的是非判断能力和全局观。且要目光长远,不拘泥于一时之得失,志存高远。

2. 乐观向上,居安思危 通过塞翁的睿智认知,启示学生遇到不可控的事情时,要积极乐观,不断提升心理承受能力和应对能力。即身处逆境不消沉,树立"柳暗花明"的乐观信念;身处顺境不迷醉,保持"死于安乐"的忧患意识。即使身处安乐的环境中也不放松警惕,要居安思危,考虑周全。

四、案例总结与反思

本节内容关系到学生对于阴阳失调病机理论的整体理解与应用,授课过程中,通过传统文化中大家熟知的成语典故进行知识迁移,不仅容易激发学习兴趣,讲清楚医学道理,更能够树立中医的专业自信与文化自信,激励学生在传统文化大背景下,努力学习中医知识,讲好中医故事。

"塞翁失马,焉知非福"也是培养积极乐观人生态度的典型素材,特别是针对情绪易于波动的大学生,帮助他们通过简单的事例,悟出深刻的道理,既有利于培养多维度思维视角,丰富思维方式,又有利于培养豁达的人生态度。

案例三 从电影《长津湖》看中医阳气亡失

一、案例设计

(一)案例内容

抗美援朝第一次战役后,"联合国军"直逼朝鲜政府临时所在地——江界。为遏制其攻势,中国共产党中央委员会和中国人民志愿军急调第9兵团入朝,担负东线作战任务。

当时,衣着单薄的志愿军昼伏夜行,严密伪装,忍受着酷寒、饥饿和疲劳在覆盖着厚厚积雪的山脉和树林中连续行军,以惊人的毅力克服千难万险,悄无声息地抵达了预设战场,并通过大范围的穿插迂回包抄,成功将美军的两个师截为5段,形成了分割围歼的有利态势。为达成作战行动的突然性,志愿军官兵翻山越岭赶到该地潜伏,至敌进入我军埋伏圈时,很多人已冻成"冰雕"。"冰雕连"已经成为抗美援朝战争中永远不可磨灭的印记,成为志愿军捍卫祖国和人民利益、国家和民族尊严的象征。

电影《长津湖》以此为背景,讲述了1950年,在零下30多摄氏度的极端天气中,中国人民志愿军部队与美军在朝鲜长津湖地区交战,凭着钢铁意志和英勇无畏的战斗精神,征服了极度恶劣的环境,打退了美军最精锐的王牌部队,收复了"三八线"以北的东部广大地区,彻底粉碎了道格拉斯·麦克阿瑟圣诞节前占领整个朝鲜的美梦,扭转了战场态势的英雄历史。

(二)案例所载知识内容

亡阳:亡阳是阴阳亡失病机中的主要内容。邪气太盛,正不敌邪,导致阳气突然脱失,是亡阳的主要成因之一。长津湖战役中,衣着单薄的中国人民志愿军在零下30多摄氏度的极端天气下,执行埋伏任务,身体遭受寒邪的长时间侵袭,终致亡阳而牺牲生命。

(三)案例所含思政元素

1.保家卫国,匹夫有责 爱国主义是中华民族最重要的精神财富。70余年前,中国人民志愿军凭着强大的执行力和惊人的意志力,在零下近40度的极寒天气,以血肉之躯坚决抵御美军王牌部队,钢铁意志终胜钢铁武装,战争的天平就此逆转。他们深知:背后就是鸭绿江,就是祖国和人民。正是这样的信念,支撑着他们在朝鲜战场上浴血奋战、退敌千里、保卫和平,用生命书写中国人民站起来后屹立于世界东方的宣言书。

2. 坚定信仰,磨砺青春　坚定信仰才能肩负历史担当。"不相信有完不成的任务,不相信有克服不了的困难,不相信有战胜不了的敌人。"这就是中国人民志愿军始终坚守的信仰。长津湖精神里,有信仰和意志,有勇气和力量,有牺牲和奉献,更有我们"走向何方"的精神密码。广大青年学子,不能忘却这段历史,更要珍惜眼前来之不易的好时代,不负青春,不负未来,用实际行动奋勇向前,为祖国的繁荣富强添砖加瓦。

二、案例教学设计与实施

(一)课前

明确学习目标,课前布置预习中国大学 MOOC 国家级一流线上本科课程《中医基础理论》病机的内容,并展开思考,提出问题。培养学生自主学习与独立思考的能力。

(二)课中

1. 讲解亡阳的概念　通过回顾阳气对人体的重要作用,引出亡阳的概念,进而讲解并分析亡阳的具体临床表现。

2. 播放视频,设置问题　选择性播放电影长津湖片段,让学生思考长津湖战役中,志愿军战士牺牲的具体原因及机制。

3. 全面分析,讲清重难点　结合学生回答,深入讲解亡阳导致全身功能衰竭的机制及其常见原因,构建思维框架,破解重难点。

(三)课后

布置作业:以小组为单位,查阅相关文献资料,完成小论文"中医亡阳之我见"。要求,阐释清楚亡阳的概念、机制、临床表现及现代研究进展。

三、案例预期效果

(一)知识目标达成度

通过课前预习、课中讲授以及问题讨论,帮助学生掌握了亡阳的概念、机制以及临床表现,达成了预设的知识目标。但对亡阳的突发性,学生理解起来仍有困难。推荐阅读书目:《中医急症学》《中医急诊学》,拓宽视野,感受临证。

(二)能力目标达成度

通过课上回答问题、课后小组论文完成以及书目阅读等方式,培养了学生综合分析问题的能力、文献检索能力、团队协作能力以及中医思维能力,为以后的临证实操及科学研究打下基础。

(三)思政目标达成度

1. 铭心立志,精忠报国　通过长津湖战役中志愿军为了国家的利益,舍生忘死,甘愿化为"冰雕",牺牲个人生命的无私奉献精神,揭示烈士们对于祖国的无比忠诚与热爱,激励莘莘学子,牢记身上的家国使命,踏实勤奋,以期将来用实际行动投身到为祖国、为人民做贡献的事业中去。

2.珍爱生命,点亮人生 通过长津湖战役志愿军的英雄行为,启迪学生思考生命的价值,能够更好地珍惜生命、尊重生命、爱护生命、促进身心健康的同时,明确人生的方向与目标。

四、案例总结与反思

本案例再现了抗美援朝志愿军舍生忘死、浴血奋战的壮烈场面,不但使学生对"亡阳"病机有了深刻的认识,而且引导学生思考个人与国家、生命与人生追求等多重关系问题。志愿军战士可歌可泣的保家卫国的献身精神,高度激发了学生的爱国情怀与奉献精神,是践行"立德树人"的生动案例。

案例四 肾主摄纳胃肾相关——张锡纯创制参赭镇气汤

一、案例设计

(一)案例内容

参赭镇气汤:治阴阳两虚,喘逆迫促,有将脱之势,亦治肾虚不摄,冲气上干,致胃气不降作满闷。

药物:野台参(四钱),生赭石(轧细六钱),生芡实(五钱),生山药(五钱),萸肉(去净核六钱),生龙骨(捣细六钱),生牡蛎(捣细六钱),生杭芍(四钱),苏子(炒捣二钱)。

案例:一妇人,连连呕吐,五六日间勺水不存,大便亦不通行,自觉下脘之处疼而且结,凡药之有味者,入口即吐;其无味者,须臾亦复吐出,医者辞不治。后愚诊视,脉有滑象,上盛下虚,疑其有妊。询之,言月信不见者五十日矣。然结证不开,危在目前。《黄帝内经》谓:"有故无殒,亦无殒也。"遂单用赭石二两煎汤饮下。觉药力至结处不能下行,复返而吐出。继改用赭石四两,又重罗出细末两许,将余三两煎汤调细末服下。其结遂开,大便亦通,自此安然无恙,至期方产。

(二)案例所载知识内容

气机失调病机:中医学认为气机失调是指气的升降出入失常而引起的气滞、气逆、气陷、气闭、气脱等病机变化,其中气逆更为常见。本案中,张锡纯创制参赭镇气汤,充分体现出肾亦可摄纳胃气的高阶认知。人体肺胃气机均以下降为主,生理状态下肾不仅可以摄纳肺气,也可摄纳胃气,诚如《素问·水热穴论》所谓:"肾者,胃之关也。"即饮食物摄入有赖于(脾)胃,其排出则与肾密切相关。故病理状态下,肾虚不摄,冲气上干,可致胃气不降作满闷。

(三)案例所含思政元素

1.厚积薄发,传承创新 作为中西医汇通学派的代表人物之一,近代中国中医学界的泰斗,张锡纯不避劳苦,自奉甚俭,常念学与年俱进,终生治学不辍。衷中参西、汇通中西医的思想使张锡纯抛弃崇古泥古、固步自封的观点,敢于创新。张氏在创制新方的实践和成就更为后人称道。从其临床实践来看,张氏用药有不少独到之处。注重实效、以实践验证药用是张氏用药的一大原则。参赭镇气汤就是其不断实践、反复探索所创制的新方之一。

2.举一反三,学以致用 作为清末的杰出医家,张锡纯不仅在治病过程中采用中西结合的诊疗方式,而且强调医学的科学性和实用性。本案例中张锡纯创制参赭镇气汤,充分体现出其对肾亦摄纳胃气的创新和高阶认知。论及参赭镇气汤中赭石的使用时,张锡纯在其文章记载了有关呕吐、喘促、呃逆兼大便或者小便不通的几个病案,用赭石随症加减,应手而愈。激励同学们只有掌握中医理论的精髓,才能融会贯通,学以致用。

二、案例教学设计与实施

(一)课前

明确学习目标,课前预习中国大学 MOOC 平台本团队建设的国家级线上一流课程《中医基础理论》气机失调的病机内容。

(二)课中

1.设置问题,启发思考 气机失调有哪些形式?何谓气逆,其具体成因为何?气逆常见哪些脏腑?为什么?

2.针对性讲解,突出重难点 通过课件展示相关脏腑生理特性,深入阐释肺、胃、肝等脏腑气机上逆的常见症状。

(三)课后

1.设置小组活动,培养思维能力 阅读《医学衷中参西录》中关于参赭镇气汤的相关内容,结合课堂所学,概括对中医气逆理论的认识。

2.布置作业,巩固学习成果 通过校园网进行文献检索,分享一个有关"气逆"理论的临床治疗验案,在线提交。

三、案例预期效果

(一)知识目标达成度

本部分内容是中医藏象与病机的结合点,也是中医理论指导临床治疗,培养诊疗思维的关键点。通过问题设置、启发思考,以及针对性讲解,突出重难点,有效地帮助学生理解气逆的概念、成因、常见发病脏腑及其具体临床症状表现,为今后临证诊疗打下了坚实基础。

(二)能力目标达成度

通过问题设置、小组活动以及课后作业布置,培养学生的中医思维能力、文献检索能力以及团队协作能力。

(三)思政目标达成度

1.勤奋好学,知行合一 通过张锡纯个人成长经历及其学术贡献,引导学生养成踏实勤奋、精研学业、学以致用、知行合一的品格,培养职业胜任力。

2. 守正创新,圆机活法　通过分析张锡纯创制参赭镇气汤的背景及其理论依据,启发学生厚积薄发,守正创新,积极探索,在不断完善理论及思维方式的基础上,能够触类旁通,灵活运用。

四、案例总结与反思

参赭镇气汤由张锡纯所创制,张锡纯认为:肾气不足不得收敛冲气,多致冲气上逆,冲脉隶属阳明,冲气上逆则胃气上逆,胃气上逆又引动冲气上冲,进而更助胃气上逆。故患者多出现恶心呕吐、嗳气,甚至自觉有气从脐上冲心者。参赭镇气汤摄纳胃气,是张锡纯对中医理论的创新和发展,体现了张锡纯勤于临床、医道深厚、师古不泥、专研创新的大师风采。

通过此案例的学习,也激励同学们通过循序渐进的学习,能够夯实理论,悟本求真,融会贯通,触类旁通,成为一名知新达变、术精德仁的当代良医。

案例五　周仲瑛团队对癌毒病机理论的运用与创新

一、案例设计

(一)案例内容

20世纪末,国医大师周仲瑛针对肿瘤的难治性提出了"癌毒"学说,他认为癌毒是恶性肿瘤发生发展过程中内生的一种特殊病理因素。近年来,周仲瑛团队应用癌毒病机制论辨治疾病亦取得了较好的临床疗效。针对临床常见的卵巢癌,其主要指导思想:抓住卵巢癌的病理因素及核心病机,总结病机演变规律,祛邪解毒、扶正固本。其中,以抗癌解毒为核心,祛瘀消癥为关键,利湿泄浊为要点,培补肝肾为根本。

此外,在抗癌解毒应贯穿疾病治疗始终的基础之上,分期辨治格外重要。早期正盛邪实,宜重理气活血、软坚散结、祛湿泄浊,酌情益气养血;中期邪盛正伤,宜破瘀消癥、化湿泄浊,同时补益肝肾;晚期正虚邪留,应扶正以祛邪,宜滋阴养肝、填精益肾、温肾助阳,适量配伍祛湿解毒、祛瘀消癥之品。

(二)案例所载知识内容

癌毒是导致癌病的一类特异性致病因素,常与痰、瘀、风、寒、火(热)、湿(浊)等相互搏结,在至虚之处留着而滋生,最终形成肿块。周仲瑛团队指出:癌毒致病具有猛烈性、顽固性、流窜性、隐匿性、损正性等特点,并运用癌毒病机理论辨治疾病亦取得了较好的临床疗效。

(三)案例所含思政元素

1. 与时俱进,因时制宜　"癌毒"学说的提出,是新时代疾病治疗的需要,是对中医病机的丰富,也是中医与时俱进,迎难而上的价值追求和体现。重视疾病发生发展的时相性,根据不同时期的具体情况,采取适当的措施,是中医治疗疾病的基本法则之一。周仲瑛团队在抗癌解毒治疗中,高度重视分期辨治,根据早、中、晚期癌毒致病的不同特点,确定相应的治则和治法,为中医"因时制宜"治疗恶性疾病提供了良好的范式。

2.牢记使命,勇担重任 癌毒学说不仅是中医理论的丰富与完善,更是国医大师对医者使命与时代责任的深刻诠释。面对各种恶性肿瘤,周仲瑛团队弘扬医者"敬佑生命,救死扶伤,甘于奉献,大爱无疆"的崇高职业精神,锻造医术精湛的专业素养,为恶性肿瘤的治疗做出积极贡献的同时,挽救无数病患于危难之中,用实际行动践行了医者的神圣使命与勇敢担当。

二、案例教学设计与实施

(一)课前
明确学习目标,布置预习教材关于癌毒部分的学习内容。

(二)课中
1.回顾性复习
《类经·疾病类》论述:"机者,要也,变也,病变所由出也";唐代王冰注语:"得其机要,则动小而功大,用浅而功深。"强调病机的重要性。

2.问题设置与内容讲解
教师设问:中医是慢郎中吗?对于一些棘手的现代疾病,比如恶性肿瘤,中医有办法治疗吗?理论依据有哪些?在学生回答的基础上,引出癌毒理论,进行讲解。

3.归纳总结
结合案例,介绍周仲瑛国医大师团队在癌毒病机研究方面所取得的重大成就。

(三)课后
布置启发性小组作业:任选一种恶性肿瘤,总结概括其病机演变规律,培养学生文献检索能力及团队协作能力,奠定中医科研思维。

三、教学目标达成

(一)知识目标达成度
本教学单元以癌毒理论为主线,通过课堂讲解、问题设置、案例导入等多角度帮助学生了解癌毒相关知识,明确该理论的临床指导意义。强化病机是用中医理论分析疾病现象,从而得到的对疾病内在本质规律性的认识,是防治疾病的依据。

(二)能力目标达成度
通过介绍国医大师周仲瑛团队在"癌毒"学说的基础上创建的癌毒病机辨治体系,以及课后布置的启发性小组作业,帮助学生培养科学意识、文献检索能力及团队协作能力,奠定科研思维。

(三)思政目标达成度
1.与时代同频共振,不辱使命 通过周仲瑛团队与时俱进,坚持不懈探索研究"癌毒"学说的艰辛历程,引导学生要与时代命运共振,砥砺前行,方能彰显责任与担当。

2. 忠于职守,爱岗敬业 通过国医大师周仲瑛及其"癌毒"理论研究造福癌症患者,启发学生充分认识医疗工作的社会意义和道德价值,早日树立职业的荣辱观,培养职业自豪感。

四、案例总结与反思

本案涉及知识点虽然不是教材中的核心知识点,但在临床中,癌症对人民生命健康危害很大,探讨其治疗方法十分必要。国医大师周仲瑛创新与总结癌毒病机理论辨治卵巢癌的案例,是医学热点难点问题,中医治疗具有独特优势。此案例帮助学生树立专业自信、理论自信的同时,引发学生深度思考,勇担使命,与时俱进,为中医药的发展贡献力量,有系统、有目标、有规划地把祖国医学发扬光大。

案例中治疗方药的讲授中,要注意避免初学者陷入"偏执方药",忽略理论的学习。

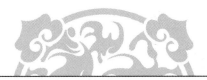

第九章 养生与防治原则

本章从养生、治未病与治则三个方面,介绍了中医学系统而丰富的养生、防治理论和方法。养生的目的是扶助人体正气,增强抗病能力,提高健康水平,减少疾病发生,从而延缓衰老、延长寿命。防治原则是预防和治疗疾病的基本原则,是在整体观念和辨证论治指导下制定的、反映中医预防和治疗学规律和特色的理论知识。独具特色的中医学养生与防治原则为中医临床实践提供指导。

一、教学目标

(一)知识目标

1. 熟悉养生的概念与基本原则。

2. 了解天年、衰老的概念及衰老机制。

3. 掌握治未病的基本概念和基本原则。

4. 掌握治则的概念、治病求本的概念,以及正治反治、治标治本、扶正祛邪、调整阴阳和三因制宜等治疗原则。

5. 熟悉调和脏腑、调理精气血津液等治则。

(二)能力目标

1. 理解早期诊治和防止传变在中医临床的意义。

2. 掌握治病求本的治疗观,理解治则与治法的层次关系。

3. 理解中医治疗学着重扶助正气、协调阴阳平衡的中和思维模式。

(三)思政目标

1. 加深对治未病观念的认识,为"健康中国"贡献力量。

2. 培育大医精诚,勤学精湛医术,坚定中医理论自信。

3. 养生重养神,而养神与养德相辅相成,使学生理解养生,必须加强个人的道德修养。

二、相关知识板块的思政元素分析

(一)修身养德,价值塑造

"以德养性、以德养身——孙思邈的灵丹妙药"案例体现了修身养德在养生保健中的重要作用,这也与习近平总书记所指示的"青年要把正确的道德认知、自觉的道德养成、积极的道德实践紧密结合"这一要求相符,能促使学生塑造正确的价值观。

(二)大医精诚,医者仁心

"以德养性、以德养身——孙思邈的灵丹妙药"案例展示了孙思邈诊疗时体现的大医精诚的医德风范,其医者仁心将深刻影响学生,促使学生成长为以德为先的中医药人才。

(三)文化先进,坚定中医理论自信

《黄帝内经》已明确提出"治未病"的防治思想,"良医治病未发时——扁鹊三兄弟的故事"典故,反映了春秋战国时期的医疗技术水平,也体现了中医"治未病"的应用比西方提出临床预防医学的理念早了两千多年。案例所反映的中医学的先进性与科学性,能够使学生坚定中医理论自信,热爱中医事业。

(四)民族复兴,健康先行

健康中国 2030 规划强调生活方式对人体健康的影响,体现了党和国家对人民健康的重视。规划还提出要开展重大疾病的早诊早治,使学生深入理解并能够实践中医治未病理念,在诊疗疾病中开展早诊早治,在生活方式上能够见微知著,力戒不良习惯于微时,养成健康的生活方式。

(五)人民至上,家国情怀

"火神雷神防邪祛邪——两山速度彰显国家力量"的案例显示了在国家号召下,各方建设者全力保障医院建造,不顾一切来挽救和保障千万百姓生命安全。体现人民至上的家国情怀,也体现了集中力量办大事的社会主义制度的优越性,能够点燃学生的爱国之情。

案例一 以德养性、以德养身——孙思邈的灵丹妙药

一、案例设计

(一)案例内容

孙思邈是陕西耀县孙家塬人,是中国历史上著名的大医学家和药学家,相传他活到141 岁时才仙游。孙思邈一生修德为本,救济苍生,他在《千金要方》中写道:"德行不克,纵服玉液金丹,未能延寿""道德日全,不祈善而有福,不求寿而自延。"意思是说:如果人的道德不好,就是吃仙丹妙药,也不能延年益寿。如果道德高尚完美,不用祈祷,就多福多寿,这才是生命的真谛。

孙思邈曾经在中原焦作一带行医,长达二十余年。他在小山村一户人家住下,在门口置一张小案几,坐于其后,对面为患者座位,两人正面相向,尽可能缩短距离。孙思邈对于患者,只收取微薄的药费,刚够成本。遇上家贫者,则分文不取,故实际相当于义诊。孙思邈不仅坚持对患者少收费或不收费,还反对医者在病人面前笑语喧哗,自顾其乐。孙思邈这样写道:"(病家)一人向隅,满堂不乐,而况病人苦楚,不离斯须。而医者安然欢娱,傲然自得,兹乃人神之所共耻,至人之所不为,斯盖医之本意也。"

孙思邈在乡村行医的名声日显,上门求诊者越来越多。为了不让患者跑得太远,采取"巡回诊疗"方式,即在一处住上段时间,再移住他处,尽可能广泛兼顾。他提出"大医精诚":"凡大医治病,必当安神定志,无欲无求,先发大慈恻隐之心,誓愿普救含灵之苦。不得问其贵贱贫富,长幼妍媸,怨亲善友,华夷愚智,普同一等,皆如至亲之想。"他还写道:"人命至重,有贵千金。一方济之,德逾于此。"因此把自己的著作均冠以"千金"二字。他以德修身,以身作则,并将常见的疾病药方,刻在石碑上,立在住所路旁,让人自己照方治疗,不取分文。

孙思邈以德养性、以德养身,演绎了中华五千年传统文明中"敬畏天道,以德为本"的深刻内涵,成为后人了解华夏道德传统的楷模与佳话。

(二)案例所载知识内容

1. 养生的基本原则 中医养生学认为衰老是长期的阴阳失调、脏腑精气虚衰以及痰瘀毒侵害的结果。养生应当掌握顺应自然、形神共养、保精护肾、调养脾胃的原则。本案例介绍了尤其擅于养生的孙思邈,他的高龄体现了中医学养生的显著效果。

2. 形神共养 形神共养,指形体与精神的协调统一。中医学认为,人的形体与精神活动具有相互依存、不可分离的密切关系。调神与强身的统一,有益于健康长寿。案例中孙思邈以德养性、以德养身很好地体现了养神在养生中的重要作用。

(三)案例所含思政元素

1. 价值塑造 习近平总书记多次强调"广大青年要把正确的道德认知、自觉的道德养成、积极的道德实践紧密结合起来,自觉树立和践行社会主义核心价值观,带头倡导良好社会风气""不断修身立德,打牢道德根基,让自己的人生道路走得更正、走得更远。"世界卫生组织1999年制订了健康人的四大标准:一是躯体健康,二是心理健康,三是道德健康,四是社会适应力好,也把道德健康列入了其中。

价值塑造、道德养成是本科生培养的重要环节。本案例中,孙思邈以"修德"的方式"养寿",其德行也体现在医疗活动中。案例体现了养德在养生保健的重要作用,能够促进学生品德的养成,塑造正确的价值观。

2. 医者仁心 孙思邈提出的大医精诚,奠基了中医的医学伦理学,他将患者如至亲对待,不慕名利,其大医精诚的医德将深刻影响学生,促使学生成为德医双馨的有用之才。

二、案例教学设计与实施

(一)课前

明确学习目标,课前布置预习中国大学 MOOC 平台本团队建设的国家级一流本科课程《中医基础理论》养生与防治原则之养生的基本内容,并展开思考,提出问题。培养学生的自主学习与独立思考能力。

（二）课中

养生的基本原则理论阐释:教师采用演示讲授法将养生的基本原则进行阐释归纳,并结合学生的日常生活创设生活情境,使学生能够将养生原则学以致用。

（三）课后

设置小组活动:"养生小舞台,健康大理念(每组选择下列一项目进行展示):如选取并讲解与养生相关的短视频;自编自演情景剧;朗诵与养生相关的古诗词;与养生相关的健身方法等",培养自主学习能力和团队协作能力,树立养生意识。

三、案例预期效果

（一）知识目标达成度

养生是中医学独具特色的知识内容,通过课前预习、教师讲授以及结合生活情境引导学生实际应用养生原则,同学们能够很好地掌握养生相关知识。

（二）能力目标达成度

通过养生小舞台,健康大理念的小组活动,较好地调动了同学们学习的主动性与探究性,培养了自主学习与拓展学习的能力。通过孙思邈以德养生的故事,同学们深入理解了养生的理论内涵及实践意义。

（三）思政目标达成度

通过孙思邈以德养生的案例,结合习近平总书记对于立德的论述,培养学生对社会主义核心价值观的认识,有助于学生树立正确的价值观人生观,通过孙思邈一心为患者、不慕名利的实例,激发学生无私奉献精神,培育医者仁心、大医精诚的职业道德。

四、案例总结与反思

本节内容引入孙思邈以德养性、以德养身的案例,阐释中医养生重视形神共养的理论内涵,引导学生学习孙思邈以德养性、以德养身。通过设置"养生小舞台,健康大理念"的小组活动,能够激发学生自主学习的兴趣与动力,并提高养生原则的应用能力。

案例选择方面,本案例富含人生观价值观、医者仁心、大医精诚等丰富的思政元素,能引导学生以孙思邈为榜样,生活中修身养德,诊疗时大医精诚。

案例二 良医治病未发时——扁鹊三兄弟的故事

一、案例设计

（一）案例内容

扁鹊(前407—前310),汉族,姬姓,秦氏,名越人(秦越人),又号卢医,春秋战国时期的渤海莫人。因他医术高超，被认为是神医，少时学医于长桑君，尽传其医术禁方，擅长各科。在赵为妇科，在周为五官科，在秦为儿科，名闻天下。

魏文王问名医扁鹊："你们家兄弟三人，都精于医术，到底哪一位最好呢?"扁鹊答说："长兄最好，二哥次之，我最差。"魏文王又问："那么，为什么你最出名呢?"扁鹊答说："大哥治病，是在病情发作之前，那时患者自己还没有意识到自己身体不适，大哥就下药铲除了病根，这使他的医术难以被人认可，因为他治未病，所以没有名气，只是在我们家中被推崇备至。我的二哥治病，是在病初起之时，症状尚不明显，二哥就能药到病除，世人都认为二哥只是治小病很有效。我治病，都是在病情十分严重之时，患者痛苦万分，患者家属心急如焚。他们看到我在经脉上针刺，用针放血，或在患处敷以毒药以毒攻毒，或动大手术直指病灶，使重病患者的病情得到缓解或很快治愈，所以我名闻天下。"

(二)案例所载知识内容

治未病是中医学的预防思想，包括未病先防、既病防变和愈后防复三个方面。《千金要方·论诊候》提出："古人善为医者，上医医未病之病，中医医欲病之病，下医治已病之病。"将疾病分为未病、欲病、已病三类，这是中医学最早的三级预防概念，亦与现代医学的三级预防思想甚为相合。本案例通过扁鹊兄弟三人诊治疾病，体现了中医学治未病思想，强调了未病先防在疾病预防中的重要性。

(三)案例所含思政元素

1. 坚定中医理论自信　中医学早在《黄帝内经》已明确"治未病"的预防思想。西医关于预防医学的理念较早见于1976年，加拿大卫生与福利部首先提出的临床预防医学的概念。中医学治未病思想较西医学早了两千多年。扁鹊三兄弟的故事反映了春秋战国时期的医疗技术水平以及治未病理念的实际应用。案例所反映的中医学的先进性与科学性，能够使学生坚定中医理论自信。

2. 健康中国，见微知著　国务院于2016年印发并实施了《"健康中国2030"规划纲要》，提出"推进健康中国建设，要坚持预防为主……减少疾病的发生"的要求，是对中医治未病思想的传承和发扬。本案例引导学生培养见微知著的思想和能力，力戒不良习惯与嗜好于微时，养成健康的生活方式。

二、案例教学设计与实施

(一)课前

明确学习目标，课前布置预习中国大学MOOC平台本团队建设的国家级一流本科课程《中医基础理论》养生与防治原则之治未病的内容，并展开思考，提出问题。培养学生自主学习与独立思考的能力。

(二)课中

1. 治未病理论阐释　教师采用演示讲授法结合PPT将课本治未病理论进行阐释归纳，播放"魏文王问扁鹊"典故，通过"良医治病未发时——扁鹊三兄弟的故事"的案例使学生进一步理解治未病的重要意义。

2. 治未病的知识拓展　以时间轴展示治未病的历史源流和临床预防医学的发展历

程,加深学生对于治未病理论的认识;展示《"健康中国 2030"规划纲要》的相关内容,使学生感受到国家对人民健康的重视。

(三)课后

设置小组讨论:"如何将治未病思想应用到你的学习与生活中?"培养学生的团队协作能力与知识转化应用能力。

三、案例预期效果

(一)知识目标达成度

治未病是养生与防治原则章节的重要内容,本节通过教师阐释"良医治病未发时——扁鹊三兄弟的故事"的案例视频观看,以及《"健康中国 2030"规划纲要》的解读,学生能够很好地掌握并理解治未病的临床意义。

(二)能力目标达成度

通过神医扁鹊的典故讲述中医治未病,能够使学生深入理解治未病在临床中的重要意义。课后小组讨论"如何将治未病思想应用到你的学习与生活中?"使学生能够将治未病理念从理论转化为实际应用。

(三)思政目标达成度

通过对比中西医治未病理论的历史源流和发展历程,培育了学生的理论自信与中医自信,树立专业自豪感。通过对传承和发扬了中医治未病思想的《"健康中国 2030"规划纲要》的解读,促使学生体会"以人为本"的中医核心思想。由治未病理念引导学生养成健康生活方式。

四、案例总结与反思

本课程针对治未病的理论,引入扁鹊对于治未病的论述,拓展学生对治未病的历史源流和临床预防医学的发展历程的了解,能够在案例情境和知识拓展中加深学生对于治未病思想的理解。

本案例蕴含明确的治未病的养生及健康理念,能够加深同学们对知识的掌握;本案例体现着坚定中医理论自信、健康中国、见微知著等思政元素,能够引导学生认可中医治未病理念、践行治未病思想。

案例三 民族复兴健康先行——《"健康中国 2030"规划纲要》

一、案例设计

(一)案例内容

2016 年 8 月 26 日,中共中央政治局召开会议,审议通过《"健康中国 2030"规划纲要》。中共中央总书记习近平主持会议。

会议认为,健康是促进人全面发展的必然要求,是经济社会发展的基础条件,是民族昌盛和国家富强的重要标志,也是广大人民群众的共同追求。党的十八届五中全会明确提出推进健康中国建设,从"五位一体"总体布局和"四个全面"战略布局出发,对当前和今后一个时期更好保障人民健康作出了制度性安排。编制和实施《"健康中国 2030"规划纲要》是贯彻落实党的十八届五中全会精神、保障人民健康的重大举措,对全面建成小康社会、加快推进社会主义现代化具有重大意义。同时,这也是我国积极参与全球健康治理、履行我国对联合国《2030 年可持续发展议程》承诺的重要举措。

会议指出,新中国成立特别是改革开放以来,我国健康领域改革发展成就显著,人民健康水平不断提高。同时,我国也面临着工业化、城镇化、人口老龄化以及疾病谱、生态环境、生活方式不断变化等带来的新挑战,需要统筹解决关系人民健康的重大和长远问题。

会议强调,《"健康中国 2030"规划纲要》是今后 15 年推进健康中国建设的行动纲领。要坚持以人民为中心的发展思想,牢固树立和贯彻落实创新、协调、绿色、开放、共享的发展理念,坚持正确的卫生与健康工作方针,坚持健康优先、改革创新、科学发展、公平公正的原则,以提高人民健康水平为核心,以体制机制改革创新为动力,从广泛的健康影响因素入手,以普及健康生活、优化健康服务、完善健康保障、建设健康环境、发展健康产业为重点,把健康融入所有政策,全方位、全周期保障人民健康,大幅提高健康水平,显著改善健康公平。

会议指出,推进健康中国建设,要坚持预防为主,推行健康文明的生活方式,营造绿色安全的健康环境,减少疾病发生。要调整优化健康服务体系,强化早诊断、早治疗、早康复,坚持保基本、强基层、建机制,更好满足人民群众健康需求。要坚持共建共享、全民健康,坚持政府主导,动员全社会参与,突出解决好妇女儿童、老年人、残疾人、流动人口、低收入人群等重点人群的健康问题。要强化组织实施,加大政府投入,深化体制机制改革,加快健康人力资源建设,推动健康科技创新,建设健康信息化服务体系,加强健康法治建设,扩大健康国际交流合作。

会议强调,各级党委和政府要增强责任感和紧迫感,把人民健康放在优先发展的战略地位,抓紧研究制定配套政策,坚持问题导向,抓紧补齐短板,不断为实现"两个一百年"奋斗目标、实现中华民族伟大复兴的中国梦打下坚实健康基础。

(二)案例所载知识内容

未病先防　疾病发生之前,采取各种预防措施,增强机体正气,消除有害因素的侵袭,以防止疾病的发生。未病先防须从扶助人体正气和防止病邪侵害两方面入手。扶助人体正气包括顺应自然、调畅情志、饮食有节、起居有常和形体锻炼。这与《"健康中国 2030"规划纲要》中"预防为主,推行健康文明的生活方式,营造绿色安全的健康环境,减少疾病发生"的理念相一致。

(三)案例所含思政内容

1.民族复兴,健康先行　《人民日报》报道了习近平总书记关于健康中国重要论述:

"为中华民族伟大复兴打下坚实健康基础",体现了人民健康对于民族复兴的重要性。"健康中国"的治国理念与中医治未病内容相符,也与中医"天人相应"的理论相呼应,都强调了自然环境和生活方式对人体健康的影响,体现了党和国家对人民健康的重视与保护。

2. 开展早诊早治,树立预防观念 《"健康中国 2030"规划纲要》提倡重大疾病的早诊早治,与中医既病防变的理论相呼应。此案例能够使学生进一步树立预防意识,认识到治未病重要性,同时也激励学生努力学习中医知识,提高自己诊察疾病的能力。

二、案例教学设计与实施

(一)课前

明确学习目标,课前布置预习中国大学 MOOC 平台本团队建设的国家级一流本科课程《中医基础理论》养生与防治原则的内容,并展开思考,提出问题。培养学生的自主学习与独立思考能力。

(二)课中

1. 案例引入与启发思考 以《"健康中国 2030"规划纲要》的提出及内容为引入,提出问题《"健康中国 2030"规划纲要》体现了治未病的哪些内容?引导学生根据预习内容进行独立思考,加深学生对于本章节内容的认识。

2. 利用 PPT 为主、板书为辅的教学手段 详细讲解未病先防的概念和重点难点内容,并配合图示讲清难点,结合中药预防、疫苗接种等案例使学生理解未病先防的方法和意义。最后总结治未病的概念和基本原则,再次强调重点。

(三)课后

设置课后小组活动:以小组为单位查阅《"健康中国 2030"规划纲要》,选择其中感兴趣的内容展开讨论,培养学生自主学习和合作探究能力。

三、案例预期效果

(一)知识目标达成度

教师讲授结合中药预防、疫苗接种等生活实际案例,以及《"健康中国 2030"规划纲要》相关内容的展示,同学们能够很好掌握未病先防的理论及其应用。

(二)能力目标达成度

从中医治未病角度阐释《"健康中国 2030"规划纲要》的主要精神,使学生能够应用治未病理论指导生活方式与诊疗。

(三)思政目标达成度

案例显示了养生及治未病是国民健康的重要保障,体现着党和国家对人民健康的重视和保护,学生能够感悟到人民健康对于国家发展和民族复兴的重要性,从而引导学生以自身行动加入"健康中国 2030"的规划,共筑健康中国。

四、案例总结与反思

通过分享《"健康中国 2030"规划》,使学生认识到人民健康在国家整体发展中的重要作用。《"健康中国 2030"规划》也恰与中医养生与治未病理念相符,从而使同学们认识到中医治未病理念的先进性和科学性,使学生坚定理论自信。此外,在本案例的学习中,同学们也将更加重视健康、重视预防,从自身做起共筑国民健康。

案例四　火神雷神防邪祛邪——两山速度彰显国家力量

一、案例设计

(一) 案例内容

10 天,能够做什么呢?能读完一本百万字的小说;能去一座漂亮的城市畅玩一场;能追完一部 80 集的电视剧。但你敢相信,10 天能盖一座建筑面积达 3.4 万平方米的传染病医院吗?很多人不敢相信,但中国做到了。武汉火神山医院的建成,只用了 10 天。而建成这样一所传染病医院,国际平均时间至少需要 2 年。

在火神山医院内部,有 500 个房间、1000 个床位。每间病房床前配有吸氧管道,还配了双层隔离传递舱。病房内外,交换药品和食物,拿取之间,都要经过紫外线消毒,彻底阻断交叉感染。不仅如此,医院走廊上还装了消毒灯。除了救人性命,还要救人精神。每个病房里配有卫生间、浴室和电视,用来帮助患者缓解焦虑。从内到外,所有细节,都经过严格考虑和精密设计。这不得不令人惊叹。

2020 年 1 月 23 日,武汉作为疫区被"封城"。中共中央火速做出决定,建造武汉"火神山""雷神山"两所医院。2020 年 1 月 24 日,上百台挖掘机、推土机从各处赶来,一声令下,立即机器轰鸣。仅仅一天的时间,原来布满藕塘、土丘的土地被整平。24 日凌晨,中信建筑设计研究总院设计师连夜加班,在 5 小时内拿出了设计方案,不到 24 小时画出了设计图。在各方人员的努力下,2020 年 2 月 2 日,火神山医院完工并正式交付人民解放军。2020 年 2 月 3 日起,火神山医院正式收治患者。

7500 名建设者,24 小时不间断作业,从规划到完工,仅用了 10 天 10 夜。风雨兼程,不断加快速度,让逐日扩大的感染人群,终于有了集中隔离和收治的地方,也让更多人看到了生命的希望。在这一场战役中,这一切都成了我们必胜的底气。

不仅是 10 天建成的武汉火神山医院,武汉雷神山医院也在 2020 年 2 月 5 日完工并交付使用,用时 11 天,总面积近 8 万平方米,提供 1600 张床位收治患者。

同时,这次工程全程网络直播,有 7000 万人在线,见证了这个历史奇迹。相信很多朋友都是这次"云监工"的一员。甚至也让很多外国网友见证了中国的力量。难怪会有外国人说:"上帝在 7 天之内创造了宇宙。我认为上帝就是中国人。"还有外国网友评论:"只有在中国才能在 7 天内建成容纳 1000 张床位的医院。这要是在英国,光决定是否要建一所医院就要花 7 年的时间,而且花费还是一样的,我们没有任何东西可以展示出来,有人却通过一些文书工作赚了很多钱。"俄罗斯《共青团真理报》将火神山医院称为"奇迹医院",称其以"创纪录的速度"完成。在这些言论的背后,外国网友惊叹的只有一个字:快!中国速度,比他们想象的更快。

（二）案例所载知识内容

既病防变　既病防变,包括阻截病传途径与先安未受邪之地两个方面。案例中在疫情防控期间,国家迅速决断,建立专门收治患者的火神山医院和雷神山医院,为既病防变阻截病传途径提供了基础。

（三）案例所载思政内容

1. 防重于治　疾病预防的观念在中医学中有重要地位。在新冠疫情期间,国家风雨兼程,加快速度建立专门的传染病医院,同时数千名专家和医护人员集结湖北武汉,让逐日扩大的感染人群能够迅速集中隔离和收治,防止病情进一步扩散,体现了疾病预防的重要作用。

2. 人民至上,家国情怀　案例中修建火神山医院和雷神山医院时,各方建设者响应国家号召,冒着被感染的风险,积极参与医院的设计建设工作,仅10天两所医院成功投入使用,挽救和保障了千万百姓的生命安全,体现了人民至上的家国情怀。

3. 制度认同　案例中两山医院的迅速建成充分说明了中国特色社会主义制度的优越性。案例体现了全国人民上下一心,众志成城,展现了中国力量、中国精神、中国效率,彰显了中国制度的威力。案例教育和引导了同学们坚定走中国特色社会主义道路不动摇,激发同学们坚持道路自信,坚定不移地与党同向同行。

二、案例教学设计与实施

（一）课前

课前布置预习中国大学MOOC平台本团队建设的国家级一流本科课程《中医基础理论》养生与防治原则之治未病的内容,并展开思考,提出问题。

（二）课中

由雷神山医院和火神山医院的建造引入中医治未病中既病防变的思想,引导学生思考"既病防变有哪些方面?"同学们思考讨论后,由教师讲授既病防变的重点内容,并总结归纳。

（三）课后

设置小组活动,以小组为单位搜集《黄帝内经》中关于治未病的条文,并将其归纳在中医治未病的三个方面,培养自主学习能力和团队协作能力。

三、案例预期效果

（一）知识目标达成度

通过雷神山医院和火神山医院的建造以阻截病传途径的实际案例,结合教师讲授,同学们能够很好地掌握既病防变的内容。

（二）能力目标达成度

通过雷神山医院和火神山医院建造的案例结合疫情特殊时期的经历,同学们能够理解既病防变的应用。

（三）思政目标达成度

通过疫情防控期间国家举措,使学生体会预防思想在疾病诊治中的重要作用;通过案例学习,让学生感受到党和国家对人民生命利益的重视,培养学生人民至上的家国情怀;从中国速度的现象挖掘中国特色社会主义制度的优势,激发学生对中国政治经济制度的认同。

四、案例总结与反思

通过引入"火神雷神防邪祛邪——两山速度彰显国家力量"案例,联系中医学治未病思想,在案例情境中加深学生对于治未病既病防变的理解。

案例选择方面,本案例蕴含明确的治未病健康理念,能够加深同学们对知识的掌握。本案也体现了人民至上、家国情怀和制度认同,能够激发学生对中医药事业的热爱,培育爱国情怀。

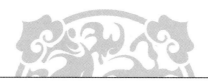

附 录

一、《中医基础理论》课程思政建设思路与历程

中医基础理论(简称"中基"),是学生入学后的第一门专业基础课,对学生以后能否学好中医、成为具有仁心仁术的优秀中医人才起着重要的示范导航作用。

河南中医药大学中医基础理论教研室在前期大量教学实践中,认识到本门课程的突出问题为:思政教育和专业教育未能有机融合而呈现"两张皮"现象以及中医思维与学生现代科技知识体系认知方面的矛盾等。针对以上问题,早在2014年中医基础理论教学团队就开展了"《中医基础理论》情境教学模式的构建与实践"研究,并立项省级教研课题,2020年获河南省高等教育教学成果一等奖。课题将非智力因素的培养放在首位,关注与研究学生的理想信念、兴趣爱好、情感意志等,引领学生不但要成才更要成人,将立德树人放在教育教学的首位。中医基础理论教研室是较早推行思政教育进课堂的学科之一。

近年来,教学团队系统研究思政育人与《中基》课程的融合,以立德树人为主线,结合《中基》课程特点,深入挖掘中医深奥理论中蕴涵的中华优秀传统文化,从政治认同、家国情怀、科学精神、文化自信、理论自信、法治意识、人文关怀、唯物主义、职业道德等方面,指导学生树立正确的世界观、人生观、价值观,帮助学生立大志、成大才、担大任,坚定信心信念,努力成为堪当民族复兴重任的中医药人才。

2019年立项《中医基础理论》院级课程思政样板课程,2020年立项校级课程思政样板课程,2022年立项河南省本科高校课程思政样板课程,2023年立项河南省研究生课程思政示范课程。编写了全套的中基思政教学设计和教案,在中医学、中西医临床医学、针灸推拿学、预防医学、康复治疗学等10余个专业中开展课程思政教学,已经运用8个学期,并持续建设与完善。

教学质量工程方面的成效:本团队《中医基础理论》课程建设走在了全国前列,成效显著。2020年获批国家级线上一流本科课程;2021年获批河南省线上线下混合式一流本科课程;2017年获批河南省精品在线开放课程;2015年被评为河南省高校双语示范课程,2014年被评为河南省精品资源共享课。《中基》课程惠及近百所高校学生及爱好中医药的社会人士,累积 17 万多人次在中国大学 MOOC 平台学习,好评如潮。课程广泛地传播了中医学专业知识,更弘扬了中华优秀传统文化。

教学改革成效及获奖荣誉:近年来,《中医基础理论》课程获得国家级教学质量工程 1 项,河南省教学质量工程 8 项;立项各级教育教学研究项目 16 项、获教育教学成果奖 15 项;获教学大奖赛及思政教学设计奖 12 项;发表教育教学研究及课程思政研究论文 13 篇,编写出版教材 13 部;指导本科生发表学术论文 8 篇。

教育教学,教师要身先示范。团队拥有中原教学名师、河南省高等学校教学名师、河南省最美教师、河南省优秀教师、河南省高工委优秀共产党员、十二五教学先进工作者、河南省文明教师、河南省优秀教学标兵、河南省教学标兵、校级首届仲景教学名师等先进个人。团队获得河南省高等学校首届优秀基层教学组织。2019 年,团队所在党支部成功入选"全国党建工作样板支部",2021 年获河南省高等学校先进基层党组织称号。

思政育人的成效:《中医基础理论》课程思政在教学中润物无声地发挥中医药文化的育人优势,促进中医药人文教育与专业教育有机融合。在《中医基础理论》思政育人的引领下,教学团队带领本科生与研究生在疫情防控期间勇于担任志愿者,无私奉献;寒暑假期间积极参加"三下乡"活动,义诊为民;在生活与学习中,踏实学习中医、传播中医。学生感悟道:"为了人民的健康,为了美好的医疗卫生事业,我愿意奉献自己的青春。""救死扶伤,不辞艰辛,执着追求,为祖国医药卫生事业的发展和人类身心健康奋斗终生。"切实落实了立德树人的根本任务,达成了为国育才、为党育人的历史使命。

基于以上《中医基础理论》课程思政的教学改革探索与实施,在河南中医药大学教务处的统一部署下,教学团队总结教学方法、挖掘思政元素、整理思政案例,编写《中医基础理论课程思政案例》,并将《中医基础理论》课程思政教学全过程、全成员、全方位贯彻。尤其注重引导学生开展思政反思,如从医德之我见、我的中医梦等方面体悟中医学子的使命担当,本书在附录部分展示部分学生感悟。希望《中医基础理论课程思政案例》的出版能够助力立德树人工作在中医基础理论教育中的建设与发展。

二、近年来《中医基础理论》课程思政育人成效

(一)教师指导本科生发表论文

[1]付晓晨,刘紫阳,侯凌波.文化视阈下中西医学构建比较研究现状与展望[J].时珍国医国药,2023,34(7):1689-1691.

[2]刘鑫媛,孙卓颖,苏安琪,等.虚拟训练系统在中医临床思维教学中的应用研究[J].百科论坛电子杂志,2023,(1):233-235.

[3]马丽亚,黄远明,寇晋阁,等.八段锦在抑郁症中的作用及机制探讨[J].中文科技期刊数据库(全文版)医药卫生,2022,(9):23-26.

[4]赵梓丞,马丽亚,赵曼曼,等.事件相关电位技术 ERP 在学生心理健康抑郁症的应用探讨研究[J].教育现代化,2021,(14):190-192.

[5]郑治坤,李道伟,杨蓓兴,等.近 30 年轻度认知功能障碍证型、证候要素和方药分布规律文献研究[J].养生大世界,2021,(18):30-32.

[6]严万想,侯凌波.仲景文化的时代价值[J].中国中医药现代远程教育,2024,22

(9):190-192.

[7]智菁,彭雨荷,李雯,等.幽门螺杆菌感染相关性疾病的证素分布规律研究[J].中医临床研究,2024,16(13):92-97.

[8]刘晖,刘紫阳,崔姗姗*.《金匮要略》"百脉一宗"释义探析[J].中医学报,2024,9(39):1852-1855.

（二）研究生参加社会实践及相关获奖

参加社会实践

1.陈星2020年度参加新冠肺炎疫情防控工作

2.陈星2021年大学生暑期"三下乡"被评为"先进个人"

3.娄翔宇2022年参加防控新冠肺炎疫情志愿服务活动

获得相关奖项

1.尚艺婉河南中医药大学三好学生2021

2.陈星河南中医药大学三好学生2022

3.陈星全省教育系统"两创两争"被评为"河南省文明学生"2022

4.周哲旭2020-2021河南中医药大学三好学生

5.陈晓伟"面向星辰大海,回望红船启航"被评为三等奖2022

6.胡啸博"面向星辰大海,回望红船启航"被评为一等奖2022

7.李丹丹"面向星辰大海,回望红船启航"被评为二等奖2022

8.李丹丹"初研医心"征文优秀投稿人奖2022

9.刘帝言"面向星辰大海,回望红船启航"被评为三等奖2022

10.刘帝言"百年礼赞,声入人心"配音比赛优秀奖2021

11.刘娅茹"疫心向好,口传期待"画作征集优秀奖2021

12.刘娅茹"初研医心"征文优秀投稿人奖2022

13.娄翔宇河南中医药大学三好学生2020

14.娄翔宇河南中医药大学优秀学生干部2021

15.娄翔宇河南中医药大学优秀毕业生2022

16.娄翔宇河南中医药大学"仲景杯"学术创新活动月优秀学术论文三等奖2020

17.王蕊河南中医药大学"仲景杯"学术创新活动月优秀学术论文二等奖2021

（三）学生学习感悟文选（6篇）

感悟一　医德之我见

河南中医药大学2022级中医学本科一班　丁瑞婵

我认为,医德,就是医生的职业道德,是一个医生所必备的责任。中华文化源远流长,博大精深,道德感和责任感也代代相传,经久不息。

董林森曾言:"医者仁心,医德为先"。诚哉斯言!一个政治家的责任在于洞察国际风云,高瞻远瞩、力挽狂澜、兴国安邦、百业俱兴;一个科学家的责任在于发明创造,科技成果的不断问世,推动人类生产力的不断进步;一个医务工作者的责任在于掌握先进的医疗技能,具备良好的医德医风,手到病除,妙手回春,使人民健康幸福。我们选择了医生这个职业,就选择了神圣,选择了伟大,选择了高尚。扁鹊游走四方,冒着破坏宴会气氛的风险,也要向君主说明他的病情,这就是他的医德,对患者的尊重与诚实。

和光同尘,与时舒卷。以德为笔,擘画职业方案。

杨泉有言道:"夫医者,非仁爱之士不可托也;非聪明理达不可任也;非廉洁淳良不可信也"。诚不我欺!作为一个医生,该有应有的职业道德,比如应时刻为患者着想,千方百计为患者解除病痛;救死扶伤,实行人道主义。尊重患者的人格与权利,对待患者不分民族、性别、职业、地位、财产状况,都应一视同仁、文明礼貌服务。举止端庄,语言文明,态度和蔼,同情、关心和体贴患者;廉洁奉公,自觉遵纪守法,不接受患者红包、宴请,不向患者或家属借钱、借物;不泄露患者隐私与秘密;正确处理同行同事间的关系,相互学习,团结协作;严谨求实,奋发进取,钻研医术,精益求精。不断更新知识,提高技术水平。

戢鳞潜翼,思属风云。以德为墨,渲染职业画卷。

王好古如此言道:"盖医之为道,所以续斯人之命,而与天地生生之德不可一朝泯也。"谁都想做一名好医生,在目前的社会中就有不少的人对医生这个职业说三道四,不尊重医生的事常有发生。什么是好医生?我想好医生必须具备以下条件:热爱医生工作,具有高度的同情心和责任感,具有高尚的医德、高超的医术和乐观自信的人生态度,具有良好的团队合作意识,既被患者爱戴又被同行推崇。好医生必须要有高尚的职业道德。"救死扶伤"是医生的崇高使命,我们既然投身于这个神圣的事业,就必须牢固树立"以人为本,患者至上"的职业思想,自觉地以医务人员职业道德规范要求来约束自己言行。

除人类之病痛,助健康之完美,是我人生的理想,也正是为了这个理想,我选择了医生这个职业。我认为选择了医生职业,就注定了一生的平凡与奉献。只要患者平安,再苦再累我也不后悔。为了人民的健康,为了美好的医疗卫生事业,我愿意奉献自己的青春。

我们最终都要远行,都要与稚嫩的自己告别。唯愿在人生路上,我们都能找到属于自己的那亩田,深耕细作,苦心耘植,种桃种李种春风。

感悟二　医德之我见

河南中医药大学 2022 级中医学本科二班　韩晶晶

一个好的医生，眼里看的是病，心里装的是人。

——题记

医道，和为高；医德，仁为尚；医技，巧为重；医术，精为要。为医之德，应有守坚韧不拔之志，传唇齿相依之情，能携生死与共之勇，承悬壶济世之德，行救护百姓之责，担生命生死之重。"国家有难，医护有责；不计报酬，无论生死。"这句话正能映射出当下的医德之风。

医者胸存大志，坚守本心。东汉末年之时，"神医"华佗不求名利与富贵，专注研究医药，发明了麻沸散和五禽戏，拯救数人，加强了百姓的身体素质；望千年春秋，豪强割据，水旱成灾，疫病流行，"医圣"张仲景身处乱世而不惊，树立学医救人之志，勤学医书，精益求精，编著经典《伤寒杂病论》，行医救国，名扬天下，流传百世；回看当下，"中国肝胆外科之父"吴孟超不顾个人名声，他甘之如饴，坚守岗位，坚持接受失败风险较大的患者，走救死扶伤之道。仁者之向坚定不移，医者之心始终未变。

医者肩担大任，奋斗担当。庚子鼠年，突现新冠疫情，撕破了原本的平静与安宁，前线医者英勇逆行，义无反顾。君可见，年逾古稀的老者首当其冲，以身犯险亲赴一线，84 岁的钟南山院士求真务实，勇于挑战权威，敢于出征前线，一路奔波不知倦，满腔责任为国家；"铁人院长"张定宇身先士卒，舍小爱全大爱，以渐冻身体托举战"疫"决心，大国重器当无愧，不为个人为春来；"硬核医生"张文宏"愿以吾躯负重前行，换取人间岁月静好"，让我们真切感受到了"疫情很难，他们很甜"。君可见，在这个特殊阶段，青年一代用他们的满腔热血尽自己最大的力量，疫情下的"女少将"陈薇英姿飒爽，视国家利益为己任，全力以赴寻找良方；"荆楚楷模"甘如意骑行四天三夜跨越 300 多千米只为支援武汉，返岗抗疫。

医者心有大我，精忠报国。忆往昔，"医学泰斗"李时珍守一盏灯，踏遍山河，风雨兼程，以草鞋药筐，远涉深山，不畏行医之难，亲尝草药，遍访名医，编写经典著作《本草纲目》，开创本草之先河，造福后世千万百姓，达成功之巅；看今朝，"糖丸爷爷"顾方舟面对骨髓灰质炎的危险，仍以身试药，舍己为人不怕牺牲，以一颗颗糖丸撑起中国希望，书写壮美华章。如颁奖词所言，"他就是一座方舟，载着新中国的孩子，度过病毒的劫难。"代代医者接力传承，承担家国重任，尽时代使命，保佑国泰民安。

医者心怀大德，敬畏生命。放眼海外，英国"提灯女神"南丁格尔不顾他人冷眼，以温暖灯光照亮战士征途，凭不懈坚持铸就鲜活奇迹，给战士们带去欢乐与希望，可谓医者仁心；德国良医阿尔贝特·施韦泽放弃演奏生涯，坚定不移投身非洲，开展医疗援助，将一生都奉献给了人道主义。立足我国，古有"药王"孙思邈不顾个人得失，不避寒暑，不顾积劳，不计仕途功名，修行终身，他胆大心细，做事灵活，对待病患不分高低贵贱，不论长幼亲疏，皆一视同仁；今有经历伤医事件的陶勇，他没有倒下，没有回避，依旧期望病愈后能够继续行医救人，生动演绎了"世界以痛吻我，我却报之以歌"。

"身着白衣,心有锦缎。"林清玄如是说。"仁者之勇,雷霆不移。"苏轼言。"一个好的医生,眼里看的是病,心里装的是人。"吴孟超说。医生的故事里没有诗和远方,只有柴米油盐和消毒水的味道,他们见惯了生死,心却一直是热的。医者仁心,自古未变。私以为,医者仁心,夕阳之影;手中之刀,笔下的字;眼中是病,心中是人;予人健康,予家美满,便是医德。

感悟三　我的中医梦

河南中医药大学 2022 级中医学(5+3 一体化)本科班　董志鸿

我愿做一枚白昼的月亮,不求炫目的荣华,不淆世俗的浪潮。　　　——题记

何为医者?古人云"夫医者,非仁爱之士不可托也;非聪明理达不可任也;非廉洁淳良不可信也。"穿过峥嵘岁月,穿透漆黑夜空,总有一抹亮丽的红,鲜艳耀眼,堪比日月星辰,这"红"是医学生满腔的热血,是调理患者的心血,我坚信每一位医学生怀揣着治病救人的初心投入到中医学建设中。

中医是坚守初心的梦想,持之以恒。在学习中医的千千万万个日夜,累的喘不过气,苦恼和落寞相伴,但我却感到幸福,因为这是儿时梦想,更是对悬壶济世、救死扶伤生活的向往,正是因为这份信念,中医梦则被怀揣前行,生命之花才得以被赋予深邃有趣的灵魂,付出行动与汗水,回忆少年的一腔热血,踔厉奋发,笃行不息。牢记誓词"献身医学,恪守医德,刻苦钻研"。

中医是大医精诚的担当,是层层防护下的两片铺满薄雾的镜片,镜片下遮盖的是一双略显疲惫泛着红血丝的眼睛,老中医没有从病房走出休息,而是忽略自己劳累,时刻关注着患者的病情,高度紧张使眼窝凹陷进去,眼角的鱼尾纹像缺水裂开的土地,透过深邃的目光,折射出耀眼的光芒,仿佛有一股熊熊燃烧的火焰,生生不息。他不仅给了患者光明和希望,更驱散了人世的黑暗,从患者情况好转看到了医术,又从患者温暖的感激看到了医德,这就是医者仁心。

中医是抚慰精神的药剂,医生不仅治疗身体病痛,而且负责照顾患者情绪。中医讲究中正平和,仁心道德,在给患者阐述病理时平和顺心,在重病时给予患者希望,激发积极乐观的生活热情,时刻关心患者及家属情绪,安慰他们激动的情绪,扮演一个帮助他们重建内心、走出阴影的角色,共同战胜病魔,减少医患矛盾。

中医是中华文明的宝库,中医浸润在中华文化的长河中,经过时光的磨炼,熠熠发光却又温和柔润,望闻问切、阴阳学说等一招一式中透露着中国人特有的价值观,于我而言,它是暗夜之中的浩瀚星辰。在十二年求学道路上,不断追逐、不断靠近、终于迈入中医的大门,一腔热血追寻梦想。揆诸当下,中医备受争议,作为一名中医学生,当摒弃外界喧嚣,静于内心。

"当乌云与阳光接吻,便化出满地繁花。"在我心里,中医是一个温柔的职业,哪怕见惯病魔邪气缠身致死,可心依旧是热的。追寻中医梦的路途漫长,我会用一生忠诚与热情对待,让所有人拥抱春风。我愿成为那月亮,即使丢失鲜衣怒马,越过孤峰峭壁后,终

会身披万丈霞光,所谓无底深渊,坚持下去也是前程万里,橘子辉煌,鲜花遍地!

感悟四 我的中医梦
——理法方药胸中藏,潜心修仁术无双

河南中医药大学 2022 级中医学本科三班　刘鑫涵

眠时祖国在我梦中,醒时我在祖国梦中,梦里梦外我都希望以个人中医之梦赴我中华之梦。

"一花一叶皆为药,一针一剂百病消。"自幼时初入药房,初闻药香,初识中医,初见神奇,我便与中医结下了不解之缘。从此一步一念,步步沦陷于中医的博大深远。

初识便是"与君初相识,犹如故人归。"自此中医梦的种子深埋心中。犹记是春意盎然之际,我第一次进入了中医药馆,迎面而来便是一股沁人心脾的草木之香,不禁旷然心生,尤觉亲切异常。目睹医者手指轻探手腕,识面观舌,几声询问,便将病因病机讲的十分清楚,服药三两日即病痛全无。这使我倍感神奇,对中医产生了极大兴趣,不知不觉间中医的种子已悄然埋下。

再触已是"初闻不知曲中意,再闻已是曲中人。"此时中医梦的种子已破土萌发。时光荏苒,中医药迅猛发展,我转眼也已是少年。学习中我对中药了解渐深,认识到"芷葺兮荷屋,缭之兮杜衡"中白芷、杜衡不仅代表高洁,亦可为中药;了解到"海棠未雨,梨花先雪,一半春休"不仅写出了时光流逝,亦写出了中药之美;领略到"当佩兰失去藿香,才知道什么叫作神伤"中通过中药流露出的深情。如此种种让我对中医兴趣更浓,饮下的药液苦中都恍有余甘,中医梦已然于心底生根发芽。

终知原是"人命至重,有贵千金,一方济之,德逾于此。"终得中医梦的萌芽恣意生长。在从事中医事业亲人的熏陶下,在大学的教育中,我愈发认识到中医的深刻内涵。医者为医的镇定从容、医术超群、医德高尚,潜移默化中让我对医生之职充满神圣的使命感,责任感,和更强烈向往感。而在老师绘声绘影的讲述中,我仿佛穿越时空聆听古之医者的心愿,"勤求古训,博采众方""人身疾苦,与我无异""夫医药为用,性命所系"。自此我为医心愈坚,为大医志愈笃,中医梦也终得枝叶扶苏。

我对中医从无知到了解,从兴趣到热爱,我定存志、施行、立心,行稳致远,此刻便要从河中医扬帆,驶向仁心仁术、起死回生、济世苍生的境地。

"存志登九天,此心系华夏。"可叹,明朝医者李时珍本可锦衣玉食,可为了心中信仰,他风餐露宿,用脚丈量土地,用嘴尝遍百草。父亲不忍,他却答曰:"身如逆流船,心比铁石坚。"整整二十六年著成《本草纲目》。我既志于贯通中医付于家国,定会厚德博学,承古拓新。

"行远必自迩,登高必自卑。"理想是具体的行动奋斗出来的,生而知之者何其之少,备受推崇的全才词人苏轼亦是通过抄写《汉书》数遍,习得精髓古今在胸。故而没有一步步踏实的行动,何谈实现理想。重关不足惧,且做行动的巨人,习中医之道赴济世苍生之梦,我必会踔厉奋发,笃行不怠。

"为天地立心,为生民立命。"此为儒家真言,亦应是医家信念。

　　一代名相范仲淹"先天下之忧而忧,后天下之乐而乐。"以天下为己任,执卷之初,心已坚定"不为良相,便为良医。"在河中医的校园随处可见立心逐梦的身影,我为少年,自是不甘碌碌无为,本心坚定不移,誓要精艺求仁,代天生人。

　　"一言一行行仁道,一医一梦梦登高。"这一路的芝草药香、圣训回荡、热爱企望、济世理想都化为雨露阳光,浇灌中医梦萌发生长。既然选择了远方,那就只顾风雨兼程。既义无反顾地行三圣之大道,那便定要矢志不渝、身体力行、仁心济世。夜以继日成中医之梦,补益山河促中华复兴。

感悟五　小楼听雨听新旧　中医乘风乘古今
——我对中医前景的思考

河南中医药大学 2023 级中医学本科一班　王怡雯

　　范仲淹曾说:"不为良相,便为良医。"中医文化浩浩汤汤,深沉博远。大风泱泱,大潮滂滂。让中医药文化在新时代焕发生机,以合适的方式融入生活,这是每个人需要回答的问题,为中医赋能,为中医文化拂去历史尘埃,让其如川流之河水,奔腾不息。

　　"寰宇一白雄鸡唱,拿云系日少年心。"以中医思维为剑,为中医前景穿云破雾。

　　每门课的思维方式都有自己的特点,中医学的思维方式以整体思维,变易思维,中和思维,象思维等为主。掌握中医的整体相貌和理论特色,"天地合气,命之曰人。"人与天地相应也,整体思维指天人合一和人体自身整体性的思想。这一思维,倡导人们接近自然,感受生命。因为人与天地相应,与日月相应。接近日月,感受阳光,可以促进青少年生长。鉴于整体性思想,我们提出三因制宜,即因时因地因人,更好地适应社会和自然。在临床方面,由于腹脏相关,内外相连,中医临床治疗运用中医思维,能更为辨证地治疗,例如运用变易思维,通过治未病,把握先机,掌握精神情志的变化,掌握疾病的变化规律。此外,象思维通过病理之象的比拟将打雷、狂风暴雨比作肝气怒火,通过诊疗之象的比拟将通大便比作增水行舟,将开宣肺气以通小便比作提壶揭盖。中医认为,"五脏之象,可以类推。"验舌验病,也是中医的独特的发展方向,有着鲜明的中医思维特色。另外,中医也有独具特色的方法,例如同病异治的思维,即同一病证采取不同治法。"有病颈痈者,或石治之,或针灸治之,而皆已,其真安在?"这是一种更科学更合理的方法,患者的发病时间、地点、疾病发展阶段的不同,使同一种疾病,所表现的不一样,因而治法也不一样,这体现出古代医学的合理性和我们祖先的智慧。

　　"乔木亭亭倚盖苍,栉风沐雨自担当。"以中医实践为舟,为中医前景劈波斩浪。

　　"青蒿一握,奉献一生。"谈起中医文化的实践,不得不提起 2015 年获得诺贝尔生理学或医学奖的屠呦呦,让更多人了解她本人乃至全国抗疟事业的发展。屠呦呦从古文中汲取思路,创造出世界上唯一有效的疟疾治疗药物,与青蒿一生结缘。回首时代强音,南京中医药大学教授史锁芳发扬中医力量,以生命诠释不朽。在新冠疫情肆虐之时,他亲自问诊每一位患者,积极运用针灸推拿、穴位贴敷等中医药特色疗法,他还引导患者打太极拳,练八段锦,以此改善咳嗽、气喘、失眠的并发症。经过这些中医特色方法,临床效果很好地展现,为打赢抗疫战提供中医力量,破除中医"慢郎中"的刻板印象,传承中医"四味一方",引导我们了解中医,学习中医,以传承中医文化为任务,实现创新与传统齐飞,文化共时代一色的伟大飞跃。中医实践中发现猪肝、羊肝治疗夜盲,灵感便来自孙思邈的《千金要方》。由此可知实践是检验真理的唯一标准,以上种种实践无一不证明着中医的有效性,为中医前景打造晴空一鹤排云上的盛世前景。

"要看银山拍天浪,开窗放入大江来。"以中医传承为墨,为中医前景填涂芳瀚。

"文化是生命的花束,离开生命本原,文化不过是人造花束。"跨越千年,中医文化锻造民族文化精神,作为河中医的一员,让中医学院传承与创新,璀璨生辉。促进中医文化交流与共鸣,是你我中医学生不可辜负的使命。习近平总书记指出:"中医药是古代科学的瑰宝,也是打开中华文明宝库的钥匙。"毛泽东主席也指出:"我们中国如果说有东西贡献全世界,我看中医是一项。"中医文化经过五千年的风吹雨打,孕育出灿烂伟大的文明。传承苍茫岁月的中医,第一,我们要有仁心仁义,人命至重,有贵千金,一方济之,德逾于此。《千金要方》中孙思邈先生高尚的医德至今仍让我们动容。我们应该做到"有时去治愈,常常会帮助,总是会安慰。"做人无止境。第二,对于浩如烟海的中医知识,我们要自主学习,要有一定的悟性。要专心致志,持之以恒。刻苦钻研,孜孜不倦。救死扶伤,不辞辛苦。为祖国医药事业和人类卫生事业奉献终生。第三,我们要多读书多背诵。先人给我们留下了无穷无尽的精神宝库,博大精深。只有将这些经典记在心中,我们才能提取悟道,孜孜不倦。脱离了经典,中医就如无源之水,无土之木。学好经典,夯实基础。第四,我们要变被动为主动,学会获取知识的能力。还要学会举一反三,拥有触类旁通和勤思善问的能力。掌握中医的五字诀,诵、解、别、明、彰,用青年医学生的使命担当跨越时空的中医追求。

"岁月失语,惟石能言。"在一个国家的天空上,中医文化是璀璨的星辰,喻之于山,照亮我们民族的苍穹。中国历经岁月的冲刷,美人之美,美美与共,天下大同。"一个人若对他之前的历史一无所知,那么他等于没长大。"让我们扬中医之帆,乘长风,破万里浪。

感悟六　传承精华,守正创新
——浅谈中医药创新

河南中医药大学 2022 级中医基础理论硕士研究生 吴厚熳

一、前言

党的二十大报告中明确指出要"促进中医药传承创新发展,推进健康中国建设",这更加坚定了我们推动中医药事业高质量发展的信心和决心。党的十八大以来,以习近平同志为核心的党中央把中医药工作摆在更加重要的位置,作出一系列重大决策部署,为中医药传承创新发展指明了方向。十年来,中国中医药服务能力不断提升,中医药特色优势进一步彰显,在加快推进健康中国建设和服务群众健康方面发挥了重要作用,取得了一系列标志性成就:中医药战略地位跃上新高度;医药传承创新能力稳步提升;中医药服务能力明显增强;防病治病独特优势充分体现;深入推进新时代中医药人才队伍建设;中医药"走出去"硕果累累。

"传承精华,守正创新",这是习近平总书记对中医药工作作出的重要指示。正确处理传承与创新的辩证关系,关系到中医药的前途和命运。当前,中医药面临着传承不足、创新乏力的局面,严重制约着中医药的发展。传承是为了保根,没有传承就不能正本清源;创新是为了提升,没有创新就不能与时俱进。这就需要我们中医人用实干实绩加速推动中医药事业高质量发展,着力增进民生福祉,为全面建成社会主义现代化强国、实现第二个百年奋斗目标,以中国式现代化全面推进中华民族伟大复兴贡献中医药力量。

二、创新对中医的意义

如今,中医发展迎来新的契机,同时也面临着新的挑战。2015年12月,习近平总书记致信祝贺中国中医科学院成立60周年时强调:"中医药学是中国古代科学的瑰宝,也是打开中华文明宝库的钥匙。"

中医创新可以从多个角度、多个方面开展。比如,注重经典临床医案的研究,这是提高中医临床疗效的基础。中医理论的难点,不在于文字内容,而在于辨证论治过程的复杂性,这使临证时难以迅速把握住病情关键[1]。诊疗过程中强调辨证论治,同时也要明确病因病位,结合病人的体质特点,然后再拟出治法、处方用药。深入挖掘前人临证的思维模式,这是辨证的层面;反复揣摩医案实例中字里行间透露出的医家处方用药成功的经验或无效的原因,可以应对现代社会中常见的难治性疾病,这属于论治的层面。

创新可以推动中医理论的发展,使之与现代科学的原理相结合。因此,在中医现代化的进程中,要继续借鉴其他学科的前沿知识和研究成果,如当代系统科学的研究成果,或者是中国哲学、史学等人文社科类别中与中医理论发展相关的研究成果。自古以来,中医学始终强调的是"勤求古训、博采众方"(《伤寒杂病论·序》),善于兼收并蓄、完善创新。将传统中医理论和技术与现代社会相结合,更好地传承给后代,使中医文化在当代得到传承和弘扬[2]。

三、影响中医创新的因素

科学研究和技术进步对中医创新有着积极的影响,也是现如今对中医创新影响最大的因素之一。积极关注中医领域的研究成果、新技术和新方法,运用现代科技手段,如分子生物学、影像学等,结合中医理论和实践,推动中医的发展和创新,这种方式仍是我们现在发展的主要方向。

比如:组方用药规律研究是中医药传承和发展的核心内容之一[3],通过对疾病、证候、名老中医以及中医临床医生本人用药规律的分析,可以阐明和总结药物应用的一般规律,直接指导临床实践。同时,以药物为连接点,进一步可以探讨治则治法、病因病机、配伍机制,还可以为中药新药的创制提供处方来源,指导新药研发[4]。在未来的发展中,一方面仍需重视传统的组方用药规律研究方法,将名老中医的学术思想和用药经验加以总结和传承[5,6];另一方面,由于中医文献数据的快速积累,创新相应的快捷、方便、实用的分析方法和工具尤为重要。将传统的经验传承方法与数据挖掘软件工具相互结合,是中医组方用药规律研究的必然趋势。就比如在这次的新冠肺炎中,中医药就发挥了相当重要的作用[7],临床防治中,根据不同的地域、人群、病因病机辨证论治,如张伯礼院士文献论证分析了南北的气候差异,提出南方治以化湿解毒,北方治以滋阴润燥,还提出根据不同体质、不同基础病人群的防治方法,以采用适宜的药物更有效地治愈病人。

方证代谢组学[8]可以通过利用高精确度的分析技术,结合模式识别、专家系统等分析方法从整体上来探讨证候在代谢层面的特征和规律,该策略为提高中医理论和临床实践的科学价值提供了有力支持[9]。这其中,代谢产物的变化与脏腑生理、病理密切相关[10],理应更能反映中医"证"的本质[10]。方证代谢组学立足生命活动过程整体的"系统性、全局性"的研究思路,充分体现了中医药"整体观念"的理论内核及辨证论治的个体化诊疗模式。

四、对个人而言如何提高创新能力

首先不断学习和积累知识,保持持续的学习态度,通过阅读中医经典著作、参加学术讲座、研讨会等活动,不断积累中医理论知识和实践经验。同时,也要关注相关的现代医学研究成果和技术进展,了解前沿知识和技术。

深入临床实践和经验总结,通过积极参与临床工作或尝试做各种中医药实验,不断积累实践经验。在实践中及时总结经验,发现问题,思考解决方案,并积极尝试创新的治疗方法和方案。在个人的实践基础上,结合临床数据和病例,进行归纳总结和反思,不断优化和改进自己的临床实践。

寻找交流与合作的机会,积极参与中医学术交流、学术会议和研讨会等活动,与其他中医同行进行交流与合作。通过与其他专业人士的互动,分享经验和学习新知识,扩大视野,激发创新灵感。

培养开放和探索性思维,保持开放的思维态度,不断挑战传统观念和做法。勇于尝试新的思维方式和方法,从不同角度思考问题,寻找新的解决方案。培养探索性思维,主动提出问题,积极寻找答案,不断探索和创新。保持对中医科学研究和技术进步的关注。关注相关的学术期刊、研究报告和新闻动态,了解最新的研究成果和技术应用。结合现代科技手段,如分子生物学、影像学等,尝试将其与中医理论和实践结合,推动中医的发展和创新。

五、小结

中医药学是中华民族的伟大创造。我们中医人要始终坚持以习近平新时代中国特色社会主义思想为指导,深入贯彻党中央、国务院决策部署,努力推进科技创新和药品研发,充分发挥中医药在疾病预防、治疗、康复中的独特优势,推动中医药在传承创新中高质量发展,让中医药焕发出新的光彩,为增进人民健康福祉作出新的贡献!

参考文献

[1]张惜燕.当代中医病机创新理论研究[D].成都中医药大学,2019.
[2]杨丹.从中医存废的百年之争探讨中医的继承与创新[J].中医药学报,2019,47(02):5-8.
[3]唐仕欢,杨洪军.中医组方用药规律研究进展述评[J].中国实验方剂学杂志,2013,19(05):359-363.
[4]赵艳青,滕晶,杨洪军.基于数据挖掘的现代中医药治疗抑郁症用药规律分析[J].中国中药杂志,2015,40(10):2042-2046.
[5]陈召起,高青,王永霞.国医大师张磊治疗胸痹心痛经验介绍[J].新中医,2021,53(20):209-212.

[6]刘绪银,路志正.国医大师路志正教授从脾胃论治胸痹(冠心病)[J].湖南中医药大学学报,2015,35(07):1-4.

[7]白明,李杨波,苗明三.基于古籍数据挖掘的中医防治疫病用药规律分析[J].中药药理与临床,2020,36(01):32-36.

[8]张爱华,孙晖,闫广利,等.中医方证代谢组学——中医药研究的新策略[J].中国中药杂志,2015,40(04):569-576.

[9]张爱华,孙晖,闫广利,等.中医方证代谢组学——中药效应评价的有效途径[J].Engineering,2019,5(01):132-149.

[10]苏红娜,张爱华,孙晖,等.中医方证代谢组学研究进展及其应用[J].世界科学技术-中医药现代化,2018,20(08):1279-1286.

参考文献

[1]胡沛斌."橘井泉香"的由来[J].亚太传统医药,2006,(12):55.

[2]李丛昕.不为良相 便为良医——从范仲淹的人生追求说起[EB/OL].(2013-04-25)[2024-07-14]. https://epaper. gmw. cn/gmrb/html/2013-04/25/nw. D110000gmrb_20130425_3-11. htm.

[3]王军山,刘桂荣.由金元四大家看中医的继承与创新[C]//中华中医药学会.中华中医药学会第十六次医史文献分会学术年会暨新安医学论坛论文汇编.山东中医药大学,2014:2.

[4]张梦雪.中医药迈入依法发展新时代[EB/OL].(2021-05-16)[2024-07-14]. https://www. thepaper. cn/newsDetail_forward_12707344.

[5]郝晓静,双瑞,田晓航,等.中医药学是中国古代科学的瑰宝,也是打开中华文明宝库的钥匙[EB/OL].(2022-09-28)[2024-07-14]. http://www. news. cn/politics/leaders/2022-09/28/c_1129037964. htm.

[6]朱建平."岐黄"不只是岐伯黄帝之简称[EB/OL].(2023-11-16)[2024-07-14]. https://www. yunyibang. cn/14545. html.

[7]蔡恩泽.中青网评:入海核废水是危及人类命运共同体的祸水[EB/OL].(2021-04-17)[2024-07-14]. https://opinion. cctv. com/2021/04/17/ARTIGSdkMFG3uTjBl1WuzdrZ210417. shtml.

[8]张锡纯.《医学衷中参西录》(上)[M].柳西河,重订.北京:人民卫生出版社,2018.

[9]邓铁涛.邓铁涛医话集[M].邱仕君,邓中光,整理.广州:广东高等教育出版社,1991.

[10]刘倩,张锋,赵永钢,等.西安市大气PM_(2.5)短期暴露对小学生肺功能的影响[J].中国校医,2023,37(05):362-364.

[11]刘毅,董丝雨,寇江泽.从"盼蓝天"到"拍蓝天""晒蓝天"我国成为空气质量改善速度最快的国家[J].平安校园,2023,(07):73-75.

[12]张奇文,柳少逸,郑其国.名老中医之路续编 第3辑[M].北京:中国中医药出版社,2012.

[13]光明网."清肺排毒汤"引发的抗疫思考[EB/OL].(2020-08-09)[2024-07-14]. https://news. gmw. cn/2020-08/09/content_34070749. htm

[14] 中国中医药报社.走近国医大师[M].济南:山东科学技术出版社,2011.

[15] 大河健康报.解密国医大师李振华[EB/OL].(2013–09–03)[2024–07–14].
https://newpaper.dahe.cn/dhjkb/html/201309/03/content_1313_682412.htm

[16] 修宗昌,余绍源,罗云坚.浅析"四季脾旺不受邪"及其现代免疫学基础[J].江苏中
医药.2003,24(1):43–44.

[17] 张锡纯著.医学衷中参西录[M].北京:中医古籍出版社,2016.

[18] 华夏经纬网.传承中医药精神 弘扬中医药文化之名方篇:逍遥散[EB/OL].(2022–
11–23)[2024–07–14].https://www.huaxia.com/c/2022/07/13/1256604.shtml.

[19] 高益民,肖萍.国医巨匠施今墨 纪念施今墨诞辰140周年[M].北京:中医古籍出版
社,2021.

[20] 毛天成,王邦才.张锡纯"胃气不降"诊治特色探述[J].中华中医药杂志,2021,36
(05):3001–3003.

[21] 姚荷生.三焦焦膜病辨治[J].江西中医学院学报.2007,19(4)4:1–5.

[22] 易玉娟,孙康,唐红,等.昼夜节律与健康:中医与现代医学的对话[J].中国中药杂
志,2023,48(21):5681–5689.

[23] 杨熠文,杨柏灿.论卫气在人体睡眠活动中的作用[J].中医杂志,2019,60(23):
1988–1992.

[24] 何青鋆,马捷,温乔,等.基于营卫探讨睡眠节律重构方案治疗失眠的思路与方
法[J].中华中医药杂志,2023,38(10):4799–4802.

[25] 刘应超,李毅,武丹,等."昼夜节律的阴阳机制"还原与重构初探[J].北京中医药大
学学报,2021,44(07):591–596.

[26] 张严平,熊琳.张亭栋:用砒霜治疗白血病[J].大众科学,2015(11):20–21.

[27] 刘渡舟.谈谈人体的津液链[J].陕西中医,1980(4):1–2+6.

[28] 王庆国.刘渡舟医论医话100则[M].北京:人民卫生出版社,2013.

[29] 孙相如,熊辉,何清湖,等.国医大师熊继柏教授教育教学思想探析[J].湖南中医药
大学学报,2023,43(01):172–175.

[30] 熊继柏.中医创造奇迹:熊继柏诊治疑难危急病症经验集[M].长沙:湖南科学技术
出版社,2015.

[31] 李具双.品掌故话中医[M].北京:中国中医药出版社,2019.

[32] 邢翀.针灸铜人雕塑背后的"古意新象"[EB/OL].(2017–01–19)[2024–07–14].
https://news.iqilu.com/china/gedi/2017/0119/3351730.shtml

[33] 王丽霞,马文军,李斌.皇甫谧以身试针著《针灸甲乙经》[EB/OL].(2022–03–28)
[2024–07–14].https://mp.weixin.qq.com/s?__biz=MzIyNTgyNjYyOQ==&mid=
2247591091&idx=6&sn=65ffa7a5bca36dada88a6bb30b015ab6&chksm=e87ae
699df0d6f8fd565cc78889479ee1888e60a1ad1731a697df221759dbdc9108bffdfcde6&sce
ne=27#wechat_redirect

[34] 吴以岭.络病学说形成与发展的三个里程碑(一)[J].疑难病杂志,2004,3(2):3.

[35] 曹雪芹,高鹗.红楼梦[M].徐思源,注评.南京:译林出版社,2019.

[36]澎湃新闻.全场起立鼓掌!曾用声音感动全网的董丽娜,毕业了[EB/OL].(2023－06－29)[2024－07－14].https://www.thepaper.cn/newsDetail_forward_23689247.

[37]首都精神文明建设委员会办公室.董丽娜:首位视障播音硕士的奋斗之路[EB/OL]首都文明网.(2023－08－21)[2024－07－10].http://www.bjwmb.gov.cn/bjby/pxbd/bzbd/2023/08/21/10040018.html.

[38]俞海,宁晓巍.树牢绿水青山就是金山银山理念[EB/OL].(2023－01－17)[2024－07－17].http://www.xinhuanet.com/politics/20230117/61b4250d75a740d4ad8740d45674fdbb/c.html

[39]张建新,栗雅婷,张宇琪,宋瑞.国医济世,德术并彰——记"人民英雄"张伯礼[EB/OL].(2020－09－09)[2024－07－17].http://www.xinhuanet.com/politics/2020－09/09/c_1126472977.htm

[40]张芯蕊.中医药科技创新的优秀代表屠呦呦[EB/OL].(2020－01－01)[2024－07－17].http://www.qstheory.cn/dukan/qs/2020－01－01/c_1125402446.htm

[41]方邦江,裘世轲.国医大师裘沛然治疗疑难危急重症经验集编[M].北京:中国中医药出版社,2017.

[42]人民日报.任长霞:担当尽责 执法为民(奋斗百年路 启航新征程·数风流人物).(2021－06－11)[2024－07－14].http://paper.people.com.cn rmrb/html/2021－06－11/nw.D110000renmrb－20210611－3－07.htm

[43](西汉)刘安.淮南子[M].胡亚军译注.南昌:二十一世纪出版社,2018.

[44]张锡纯.医学衷中参西录方剂篇[M].吴施国,熊洪艳,杨胜林,校注.郑州:河南科学技术出版社,2017.

[45]张夏玲,程海波,李柳.基于癌毒病机理论辨治卵巢癌[J].北京中医药大学学报,2023,46(05):736－740.

[46]爱创文化.孙思邈的灵丹妙药:以德养性、以德养身[EB/OL](2022－07－07)[2023－12－05].https://zhidao.baidu.com/question/377214194702997644.html.

[47]佚名.【轶事典故|扁鹊篇】观扁鹊三兄弟,浅谈治未病[EB/OL].(2019－05－26)[2023－12－10].https://www.sohu.com/a/316594106_100207074.

[48]刘沙.大健康时代到来您将如何转变[EB/OL].(2018－05－21)[2023－12－10].https://www.sohu.com/a/232361015_100109072.

[49]国潮君.7000人10天建成火神山医院:中国速度再次惊艳世界[EB/OL].(2020－02－09)[2023－12－11].https://www.sohu.com/a/371668444_120486737.